Roswitha Jerusel

Weil jeder Atemzug ein Wunder ist

Roswitha Jerusel

WEIL JEDER ATEMZUG EIN *Wunder* IST

Wie ich unverhofft ein neues Leben geschenkt bekam

adeo

Für Mama und meine Organspenderin

Inhalt

Prolog

„Ihre Lunge ist völlig kaputt! Ich weiß, Sie können nichts dafür, dass Sie so krank sind! Es ist einfach Ihr Schicksal!"

Die erfahrene Krankenschwester fasst zusammen, was ich schon längst weiß. Sie hat 15 Jahre im Transplantations-Team der Uniklinik mitgearbeitet und muss wissen, wovon sie spricht. Es ist Januar 2021, und ich liege auf der Intensivstation. Die Schwester will mir vermutlich Mut machen, denn sie fährt fort: „Wegen der Corona-Pandemie hatten wir im letzten Jahr nur wenige Lungen-Transplantationen. Wir gehen jetzt mal davon aus, dass im Frühling wieder Motorrad gefahren wird, die Menschen dann wieder mehr zum Arzt gehen und sich gegen Covid impfen lassen und bald auch wieder in den Urlaub gefahren werden darf. Dann haben Sie vielleicht größere Chancen, eine neue Lunge zu bekommen!"

Hoffnungsvolle und zugleich ernüchternde Aussichten für das gerade begonnene zweite Jahr der Corona-Pandemie! Als ich aus der Uniklinik entlassen werde, verabschiedet die Schwester sich von mir mit den Worten: „Machen Sie sich einfach noch eine gute Zeit zu Hause und hören Sie auf, im Internet herumzusuchen und darüber nachzugrübeln, was alles passieren könnte. Versuchen Sie, die Leitsymptome der Krankheit in den Griff zu bekommen!" Damit meint sie die starken Hustenattacken und die damit verbundene massive Atemnot.

Gut gemeinter Tipp eines erfahrenen Pflegeprofis! Ich frage mich, wie ich das machen soll?! Denn meine Hustenanfälle kann ich nur schwer vermeiden und unterdrücken. Wer aber stark und ausdauernd husten muss, kann in dieser Zeit nicht atmen und hat dann massive Atemnot.

Und dann stürmen die vielen Fragen meiner Gedankenäffchen auf mich ein.

Ist ein Erstickungstod wirklich so grausam, wie ich es mir vorstelle und ausmale?

Hat eine Lungentransplantation langfristig gesehen wirklich Sinn? Oder würde ich die Fibrose nur gegen andere schwerwiegende chronische Erkrankungen eintauschen, die nach einer Organtransplantation bewältigt werden müssen?

Wird es in der Corona-Pandemie überhaupt noch genügend transplantationsfähige Organe geben? Es gab doch schon vor Corona viel zu wenig Spenderorgane in Deutschland! Wie kann ich meiner kranken Lunge trotz der unheilbaren Prognose maximale Unterstützung geben, sodass sie möglichst lange die Sauerstoffversorgung meines Körpers bewältigen kann?

Und wie kann ich meinen Angehörigen den Umgang mit mir und der weiter zunehmenden Atemnot erträglich machen? Sie sind ja schon seit ein paar Jahren in der „Zuschauerrolle" und können mir nicht wirklich helfen, wenn ich akute Luftnot habe.

Manchen Menschen wurde vielleicht erst durch Corona bewusst, wie wichtig und schön es ist, wenn man unbeschwert atmen kann. Unser Leben beginnt und endet mit einem einzigen Atemzug. Die Zeit des unbeschwerten Atmens ist für mich vorbei.

Ich habe mich über viele Jahre mit Lungenerkrankungen beschäftigt und diese Themen unterrichtet. Ich weiß, dass die Lungenfibrose die Betroffenen über Monate und Jahre hinweg langsam ersticken lässt. Ich bin mir ebenso darüber im Klaren, dass die Therapie der Wahl letztendlich nur eine beidseitige Lungentransplantation sein kann.

Meine letzte Unterrichtseinheit zur Thematik „Atmung und Erkrankungen der Lunge“ fand im Januar 2020 im Rahmen der Ausbildung für Pflegefachkräfte statt. Das war kurz vor Beginn der Pandemie. Ich war als Pädagogin im Gesundheitswesen tätig. Mein primäres Anliegen im Unterrichtsgespräch mit den Auszubildenden und Studierenden war es neben der Vermittlung von pflegewissenschaftlichem Fachwissen, dass die jungen Menschen lernten, besonders ihre eigenen Fragen im Umgang mit kranken Menschen präzise zu formulieren, da „patientenzentrierte Kommunikation“ eine Schlüsselqualifikation, also einen wesentlichen Bestandteil des Berufes darstellt.

Ein übergeordneter Fokus des Ausbildungsziels war für mich daher immer, die Erlebensdimension von schwer erkrankten Menschen aufzuzeigen. Meine Studierenden sollten lernen, vorausschauend mitzudenken, um daraus fachbezogenes pflegerisches Handeln ableiten zu können. Dass sie möglichst viele Fachbücher lasen, hatte für mich nicht oberste Priorität. In meinem Unterricht wurden viele relevante Themen nebenbei im Dialog behandelt, wenn sie „obenauf“ lagen, z. B. das Erleben von Atemnot aus der Perspektive der Betroffenen. Oder die Frage, welche professionelle Unterstützung pneumologische Patienten tatsächlich benötigen, um ihre Erkrankung in ihre persönliche Biografie zu integrieren und mit allen Veränderungen weiterleben zu lernen.

Ein weiteres wichtiges Thema war die Frage, wie man am Ende eines jeden individuellen Krankheitsverlaufes auch einen selbstbestimmten Sterbeprozess palliativ gestalten kann. Menschen, die in Gesundheitsberufen tätig sind, gelangen immer wieder an die Grenze, an der man allein aus menschlicher Kraft nichts mehr für den Patienten tun kann. Mir ist es jedenfalls im beruflichen Alltag auf der Intensivstation immer wieder so ergangen.

In solchen Situationen kann es hilfreich sein, wenn man gelernt hat, unlösbare Situationen innerlich abzugeben.

Deshalb kam ich neben dem sichtbaren, materiellen und messbaren Wissen aus der Welt der unterschiedlichen Wissenschaftsdisziplinen häufig auch auf die Phänomene aus der unsichtbaren Welt zu sprechen. Immer wieder stand in unseren Unterrichtsdialogen das Thema Spiritualität (Spiritual Care) in schwierigen Situationen mit Patienten auf der Agenda.

Ich persönlich glaube an Fügungen im Leben, die von einer höheren Ebene kommen. Ich merke immer wieder, dass mir der „Architekt" im Himmel, der sich unsere wundervolle Welt ausgedacht hat, jeden Tag unsichtbare Kraftpakete zufließen lässt. Wenn ich ihn darum bitte, spüre und erfahre ich diese Kraft.

Das war bei mir nicht immer so. Viele Jahre habe ich an der Existenz einer höheren Kraft im Leben gezweifelt. Der Glaube an eine höhere Instanz im Universum erschien mir angsteinflößend, abstrakt und altertümlich verstaubt. Und nach wie vor stehe ich der Institution Kirche und manchen Vertretern des „theologischen Bodenpersonals" in Anbetracht der vielen Skandale, die immer wieder passier(t)en, sehr kritisch gegenüber. Trotz alledem hat sich aufgrund vieler wundersamer Begebenheiten im Laufe meines Lebens und trotz weiter bestehender Zweifel meine Beziehung zum „Lebensarchitekten" langsam in einen tiefen Glauben verwandelt, der mir mittlerweile bei so vielen kleinen Alltagsproblemen, aber auch schwierigen Entscheidungen eine unglaublich hilfreiche Stütze ist. Aber später mehr dazu.

Jahrelang habe ich das Thema Lungenerkrankungen in meiner beruflichen Praxis unterrichtet und bin mit der Thematik „Lungentransplantation" (LTX) in seiner ganzen Tragweite in Berührung gekommen. Immer war für mich völlig klar gewesen: Diese letzte Option einer möglichen Therapie würde für mich persönlich niemals infrage kommen. Nie im Leben würde ich dieser martialischen Operation und all den damit verbundenen Risiken freiwillig zustimmen! Eine Ironie des Schicksals! Und dann kam alles doch ganz anders.

1
Beginn der Katastrophe
August 2016

Die Katastrophe beginnt im Sommer 2016. Als wir aus dem Familienurlaub nach Hause kommen, steht unser Keller unter Wasser. Ein Dichtungsring der Zentralheizung ist porös und undicht geworden. So stellt es jedenfalls der Heizungsbauer fest. Unverzüglich wird der Wasserschaden von einer Fachfirma über Wochen getrocknet. Literweise Wasser werden täglich in mehreren Behältern der Trocknungsgeräte angesaugt und in Auffangbehältern gesammelt.

Im Januar 2017, etwa drei Monate nach Beendigung der Trocknungsarbeiten, bemerke ich beim Skifahren, dass ich das Tempo der anderen in der Skigruppe auf der Piste nicht mehr mithalten kann. Bislang konnte ich eigentlich immer in einem moderaten Tempo jeden Hang hinunterfahren. In diesem Skiurlaub muss ich nach ein paar Schwüngen immer wieder anhalten und schnappe nach Luft. Immer wieder habe ich zwischendurch heftige Hustenattacken, und ich nehme bei mir selbst leise, knisternde Atemgeräusche wahr. Vielleicht liegt es daran, dass ich bald 50 werde, denke ich noch. Deshalb werde ich vielleicht von

Jahr zu Jahr ein bisschen langsamer und brauche immer mal wieder eine Pause.

Ein paar Wochen später, im März 2017, kann ich schon nicht mehr wirklich joggen. Immer wieder muss ich stehen bleiben und huste mir die Lunge aus dem Leib. Mein Gedanke ist, dass die Ursache vielleicht die sein kann, dass ich Allergikerin bin und gerade der Pollenflug beginnt. Da ich keine Risikofaktoren und immer gesund gelebt habe und sportlich unterwegs bin, nehme ich an, dass es sich bei den Symptomen lediglich um allergische Reaktionen handelt. In den vergangenen 20 Jahren war ich eigentlich immer gesund und hatte nur selten Erkältungen. Regelmäßiger Ausdauersport im Wald, Saunabesuche und entsprechend gesunde Ernährung hatten mich lange Zeit vor Virusgrippen bewahrt.

Dennoch vereinbare ich einen Termin bei meinem Lungenfacharzt. Dieser stellt fest, dass ich nur noch eine Lungenfunktion von 52 Prozent habe! Auf meinen Wunsch hin werde ich unverzüglich in die Uniklinik überwiesen. Dort stellen mich die Mediziner diagnostisch auf den Kopf. Sie finden heraus, dass ich hochallergisch auf Schimmelpilze reagier, und vermuten zunächst eine allergisch bedingte Entzündung der Lungenbläschen, möglicherweise durch die Pilzsporen verursacht, die sich bei der Schimmelpilzsanierung in unserem gesamten Wohnhaus verbreitet haben können. Letztendlich medizinisch „beweisen" lässt sich die Ursache meiner Erkrankung jedoch nicht.

Trotz monatelanger hoch dosierter Kortison- und Immunsuppressiva-Therapie lassen sich die Entzündungsprozesse in meiner Lunge im weiteren Verlauf leider nicht stoppen. Die CT-Bilder zeigen, dass das Lungengewebe sich aufgrund der allergischen Reaktionen Stück für Stück in Narbengewebe umwandelt. Das hat zur Folge, dass ich viel huste, der Gasaustausch im Körper immer schlechter funktioniert und ich zunehmend Atembeschwerden bei Belastung habe. Eine Zellprobenentnahme von Lungengewebe, um diese Vermutung zu bestätigen, ist nicht möglich, weil während der Lungenspiegelung meine Sauerstoffsättigung zu stark abfällt. Die Ärzte befürchten, dass ich darunter möglicherweise beatmungspflichtig werden würde.

Nachdem die diagnostischen Untersuchungen abgeschlossen und ausgewertet sind, nimmt sich der behandelnde Professor Zeit für ein ausführliches Gespräch mit mir. Er teilt mir mit, dass ich eine lebensbedrohliche Lungenerkrankung habe. Er vermutet eine Lungenfibrosierung, die in der Endphase letztlich nur mit einer Lungentransplantation therapiert werden könne. Als ich ihn frage, was denn nun die wirkliche Ursache meiner Erkrankung ist, antwortet er. „Es gibt über 150 verschiedene Formen von Fibrose. Viele davon sind nicht exakt zu diagnostizieren und entstehen völlig unverschuldet, wie bei Ihnen. Diese Erkrankung ist Ihr Schicksal, und Sie können nichts dafür. Und wir Ärzte können letztlich nicht beweisen, dass es an den Schimmelpilzen durch den Wasserschaden in Ihrem Haus liegt. Es tut mir sehr leid!“

In den nächsten drei Jahren folgen medikamentöse Heilversuche. Trotz aller medizinischen Bemühungen schreitet die Erkrankung jedoch kontinuierlich voran. Die CT-Bilder deuten im weiteren Krankheitsverlauf auf eine spezifische Form der Lungenfibrose, eine „Pleuroparenchymale Fibroelastose“ (PPFE) hin. Da ich mich mit Atemwegserkrankungen berufsbedingt intensiv beschäftigt habe, kann ich in etwa erahnen, was auf mich zukommen wird. Es bedeutet, dass ein langsamer Erstickungsprozess gestaltet und durchlebt werden muss. Dass sich dies alles so schnell entwickeln kann und dann ausgerechnet bei mir, hätte ich nie für möglich gehalten. Vergeblich suche ich in dieser Zeit nach qualitativen Studien oder Erfahrungsberichten, die sich mit dem Erleben des drohenden Erstickungstodes beschäftigen oder damit, welche Bewältigungsstrategien von Betroffenen diesbezüglich existieren. Wenn ich dieses Szenario im Detail durchdenke, fühle ich mich ohnmächtig und hilflos dem Schicksal ausgeliefert.

In dieser Zeit werde ich von meiner Familie gefragt: Wie fühlt es sich eigentlich an, mit Lungenfibrose zu atmen?

Es lässt sich vielleicht so beschreiben: Die Fibrose-Atmung fühlt sich so an, als wenn dein Brustkorb von außen wie von einem Metallkorsett von Tag zu Tag, Woche zu Woche, Monat zu Monat langsam immer enger zusammengeschraubt wird und dich beim Gehen ein dickes Stahlseil permanent nach hinten zurückzieht. Ein tiefes Einatmen funktioniert nicht mehr, sondern es ist nur noch ein schnelles, oberflächliches Atmen möglich. Und jeden Morgen hast du das Gefühl, dass jemand eine Tube Klebstoff oder Tapetenkleister in deinen Bronchien verteilt hat, den du mühevoll über den gesamten Tag hinweg immer wieder abhusten musst. Das bedeutet permanente, extreme Anstrengung aller Atemmuskeln bis hin zur völligen Erschöpfung. All das ist verbunden mit ständig auftretenden Hustenattacken und chronischer Atemnot. Deshalb sind eng anliegende Kleidungsstücke häufig nicht (er-)tragbar (Thermounterwäsche, BH etc.).

Atemnot verursacht keine Schmerzen. Sie verursacht existenzielle Ängste.

Die Symptome der Fibrose entwickeln sich quasi von innen heraus, d. h. durch die Umstrukturierung von Lungengewebe in Binde- und Narbengewebe. Diese Erkrankung ist bislang nicht heilbar. Bei einigen Betroffenen kann manchmal die fortschreitende Entwicklung zumindest gestoppt werden. Wenn dies nicht gelingt, nimmt der Krankheitsprozess einen unwiderruflich fortschreitenden Verlauf bis hin zum Tod.

Dies ist meine Geschichte, mein Erleben der Fibrose-Erkrankung und der darin begründeten Atemnot. Zu Beginn der Erkrankung bin ich sehr verzweifelt. Ich frage mich immer wieder, warum ausgerechnet ich davon betroffen bin? Hätte ich früher reagieren oder mich anders verhalten können? Obwohl ich aufgrund meines Berufes vieles über Lungenerkrankungen gelernt habe, war mir nicht wirklich klar, wie schnell Lungengewebe untergehen kann. Neben vielen medizinischen Fragen und Entscheidungen, welcher nächste Schritt zu tun ist, stelle ich mir auch grundsätzliche Fragen: Was ist meine Aufgabe angesichts dieser Erkrankung? Soll ich daraus vielleicht etwas lernen? Und wenn ja, was? Aus vergangenen Erlebnissen habe ich erfahren, dass in jedem schlimmen Ereignis in meinem Leben für mich immer auch eine Aufgabe, ein tieferer Sinn und somit ein Segen gesteckt hat. Es lag jedoch jedes Mal an mir, diesen Sinn, diese Aufgabe entdecken zu wollen.

Hier geht es um eine innere Entscheidung, die ich aktiv treffen kann. Den Sinn, das Gute und was sonst noch mit dem Erleben des schlimmen Ereignisses verbunden ist, kann ich wahrnehmen und verstehen lernen, wenn ich mich dafür entscheide. Erst wenn das (vielleicht ansatzweise) geschehen ist, kann ich die segensreiche Erfahrung an andere Menschen weitergeben. Ich kann anderen – wenn gewünscht – von meinen Erfahrungen erzählen und ihnen vielleicht auch damit ein bisschen Unterstützung geben. Die einzelnen Schritte auf diesem Weg muss jedoch jeder für sich selbst (durch)leben. Auf diese Weise kann sich aus schicksalhaften Erlebnissen etwas Hilfreiches entwickeln, ein Segen für die Betroffenen und auch für andere.

In diesen Wochen bin ich trotz der Verzweiflung auch immer wieder zuversichtlich. Ich weiß durch die Rückschau auf mein Leben, dass mir in anderen schlimmen Situationen immer wieder vom Himmel her Unterstützung zugeflossen ist. Ich bin nachdenklich und schicke meine Verzweiflung immer wieder himmelwärts. Ich möchte verstehen lernen, warum mich dieses Schicksal getroffen hat, und warte auf eine Antwort.

2
Corona-Zwangsrente
Februar 2020

Ein Bundeswehrflugzeug bringt mehr als 100 Deutsche zurück aus Wuhan. Zwei der Rückkehrer tragen das Coronavirus im Körper. Die neue Lungenkrankheit aus China wird von der WHO „Covid-19" (coronavirus disease 2019) genannt. Das Virus, das die Krankheit auslöst, heißt „SARS-CoV-2" (severe acute respiratory syndrome coronavirus type 2).

Während die Welt nach Antworten auf die Ursache der Pandemie sucht, ergreift die Lungenfibrose in meinem Körper von Woche zu Woche immer mehr Besitz von mir. Mit dem Beginn der Corona-Krise muss ich zum eigenen Schutz in „Frührente" gehen. Mein kalendarisches Alter beträgt 52 Jahre; ich fühle mich allerdings häufig wie 23. Ich bin noch viel zu jung, um meinen Beruf endgültig an den Nagel zu hängen. Dennoch ist der tägliche Kontakt mit erkälteten Kollegen, Schülern, Studierenden und deren Begleitung im Klinikum durch die keimbelasteten Aerosole einfach zu gefährlich für meine kranke Lunge. Das stundenlange Sprechen im Unterricht, teilweise in stickigen Räumen mit Klimaanlagen, ist zunehmend viel zu anstrengend für Atmung und Stimme. Eine Zeit lang gelingt es mir noch, meine körperlichen

Defizite mit verschiedenen Unterrichtsmethoden zu kompensieren. So mache ich zum Beispiel methodisch gern „Unterricht mal andersrum“. Das bedeutet, dass die Auszubildenden die Lehrer sind und ich mich selbst in die Schülerrolle hineinbegebe. Sie müssen auf diese Weise mehr „vorausdenken“ und eigene Fragen formulieren. Ich kann bei dieser Unterrichtsmethode verbal „chillen“ und muss lediglich mitdenken und das Unterrichtsgeschehen „moderieren“. Wann immer das Wetter gut ist und das Thema es zulässt, nutze ich den „grünen Klassenraum“, um besser atmen zu können. Mit einem entsprechend vorbereiteten Skript lässt sich wunderbar ein interessanter Unterricht im Park auf mitgebrachten Sitzsäcken und Liegedecken gestalten!

Meine Arbeit in der pflegerischen Aus-, Fort- und Weiterbildung habe ich wirklich über alles geliebt. Immer wieder haben die Auszubildenden mich im Unterricht gefragt, ob ich ihnen nicht eine veranschaulichende „Story“ aus meinem Berufsleben zum jeweiligen Thema erzählen kann. Da man als Pädagogin auch immer ein bisschen „exhibitionistisch“ unterwegs ist, fügte ich gern zu Lernzwecken Erlebnisse aus meiner eigenen Berufspraxis mit Patienten und Kollegen ein, an denen ich selbst meine Erfahrungen gemacht und vieles gelernt habe. Es waren zum Teil witzige, aber auch zutiefst berührende Beispiele.

Jetzt, aus der Perspektive einer unheilbar kranken Patientin, hätte ich noch ganz andere pädagogisch sinnvolle Ideen und Fallbeispiele für einen wirklich spannenden und praxisnahen Unterricht. Sehr gern würde ich jetzt einige dieser Erfahrungen in meinen Unterricht integrieren und sie mit Schülern und Studierenden besprechen. Denn in pädagogischen Studien ist belegt, dass das Lernen am Fallbeispiel häufig viel interessanter, effektiver und vom Ergebnis nachhaltiger ist, weil man sich später im beruflichen Alltag an die „Geschichten“ (in denen oft unterschiedliche Umgehens- und Entscheidungsmöglichkeiten impliziert sind) immer wieder erinnert. Ich habe deshalb diesem Buch einige didaktisch aufbereitete Fallbeispiele angefügt In meiner Ausbildung in den 80er-Jahren habe ich viele unnötige Dinge lernen müssen. Etwa wie viele Kompressen bei einer Blinddarm-OP, bei einem Kaiserschnitt oder einer Rachenmandelentfernung auf den OP-Tisch gehören. Gemerkt habe ich mir das alles nicht. Was ich aber immer im Gedächtnis behalten habe, ist ein Ausspruch unserer damaligen Schulschwester: „Eines sollten Sie nie vergessen: Bitte behalten Sie die stillen Patienten im Blick, wann immer Sie ein Krankenzimmer betreten. Ich meine damit die, die nichts mehr sagen können. Diese Menschen brauchen wirklich Ihre professionelle Pflege! Die lauten Patienten haben im Laufe ihres Lebens gelernt, ihre Bedürfnisse zu äußern und auch entsprechend durchzusetzen!" Und sie erzählte uns eine Geschichte aus ihrer beruflichen Tätigkeit, die ich bis heute nie vergessen habe.

Seitdem habe ich auf die stillen Menschen immer mein besonderes Augenmerk gehabt. Und zwar nicht nur auf die Patienten der Intensivstationen, sondern später auch auf die stillen Schüler und Studierenden, die mir als Lehrerin in der Bildungseinrichtung anvertraut wurden. Aufgrund der Lungenerkrankung werde ich nun meine Unterrichtstätigkeit leider nicht mehr weiterführen können. Es ist für mich ein wirklich krasser, viel zu früher Abschied von all den Menschen und vor allem von meinem Traumberuf. Ich erlebe ein Wechselbad der Gefühle, dies alles nun von jetzt auf gleich aufgeben zu müssen. Damit ich nicht komplett innerlich zusammenbreche und verzweifele, beschließe ich, dass ich mich ab sofort auf die Dinge konzentriere, die ich noch eigenständig tun und umsetzen kann. Da ich schon seit meiner Teenagerzeit in meinem Tagebuchkalender kurz dokumentiere, was jeden Tag in meinem Leben passiert, beschließe ich, die Erfahrungen und Erlebnisse in dieser besonderen Zeit der Pandemie festzuhalten. Und zwar so, wie ich sie jetzt aus der Patientenperspektive heraus erlebe und wahrnehme.

3
Lockdown-Beginn
Anfang März 2020

Deutschland erlebt die ersten rigiden Maßnahmen zum Schutz vor der Corona-Pandemie. Ich bin gesundheitlich angeschlagen und seit zwei Wochen stark erkältet. Ich habe mir wahrscheinlich während der Abnahme des praktischen Examens eine Grippe zugezogen, da zurzeit viele Patienten mit Lungenentzündung im Klinikum liegen und auch die Schüler immer wieder erkältet sind. Mit Inhalieren, Medikamenten und diversen Erkältungstees kann ich mich tagsüber soeben gesundheitlich über Wasser halten. Es wird bekannt, dass auch die Ausbildungsinstitute demnächst schließen sollen, und ich ahne, dass dies die letzten Arbeitstage in meinem Leben sein werden.

Bereits vor zwei Wochen hat die Rentenversicherung mir aufgrund meiner unheilbaren Prognose ein Schreiben über eine unbefristete Erwerbsminderungsrente zugesendet. Dieser soll ich laut Rentenberater unbedingt zustimmen, da nicht klar ist, wie lange ich den beruflichen Anforderungen noch entsprechen kann. Das Infektionsrisiko im Rahmen meiner Unterrichtstätigkeit ist nun mit den zusätzlichen Covidviren viel zu hoch.

Vom Kopf her ist mir dies alles klar. Aber von meinem Gefühl her zerbricht mir fast mein Herz. Denn mein Beruf ist für mich kein „Job“, sondern eher eine „Berufung“, und ich liebe ihn über alles. Schon mit sechs Jahren stand für mich fest, dass ich einmal Krankenschwester werden möchte. Meine Eltern schenkten mir damals zum Geburtstag einen Arztkoffer. Aber ich wollte schon damals den Pflegeberuf erlernen.

Ich finde, dass man in kaum einem anderen Beruf dem Menschen in einer existenziellen und lebensbedrohlichen Situation so nahe sein kann wie in dem einer (Intensiv-)Krankenschwester. Dies habe ich besonders in der Weaning-Phase von Patienten, der Entwöhnungsphase von der Beatmungsmaschine, erlebt. Für mich besteht der Mensch nicht nur aus einem Körper, sondern er hat auch einen Geist und eine Seele. Diese drei Komponenten des Körper-Geist-Seele-Komplexes sind, ähnlich wie bei einem Mobile, permanent in Bewegung und können immer wieder in ein Ungleichgewicht geraten, vor allem im Rahmen von Erkrankungen. Die drei Komponenten müssen dann immer wieder zielgerichtet gestützt und in Balance gebracht werden. Dies zu erkennen und dabei im Team mitzuwirken, dass Schwerstkranke wieder gesund werden, hat mir immer viel Freude gemacht.

Im Laufe der Jahre auf der Intensivstation merkte ich jedoch, dass ich meinen Traumberuf am Krankenbett nicht bis zu meiner Rente ausüben kann. Die Probleme in den Gesundheitseinrichtungen (Personalmangel, Überstunden, Hektik) und die immer adipöser werdenden Patienten (Rückenprobleme) setzten mir immer mehr zu. Deshalb absolvierte ich neben meiner Arbeit auf der Intensivstation an der Abendschule das Abitur. Ich wollte gern im Rahmen eines Studiums lernen, die Probleme des Gesundheitswesens wissenschaftlich fundiert zu untersuchen, um Veränderungen bewirken zu können. Deshalb schrieb ich mich im ersten Studiengang der Pflegewissenschaft an der Hochschule in Darmstadt ein.

Es war eine ganz besondere Zeit, in den Vorlesungsveranstaltungen die Gedanken der damals ersten Pflegeprofessorinnen Deutschlands zu hören und die Studieninhalte als Studentin auch selbst mitgestalten zu können. Das dort erlernte Wissen hat mir in meiner weiteren beruflichen Arbeit sehr geholfen. Vor allem, als ich Jahre später mit der Masterthesis beschäftigt war. Nachdem ich unsere tumorkranke Mutter über zwölf Jahre hinweg in ihrem Krankheitsprozess zu Hause begleitet hatte, wollte ich gern diese Zeit der Sterbebegleitung mit anderen Studierenden wissenschaftlich reflektieren. Mein beruflicher Plan kurz vor der Diagnose meiner Krankheit war eigentlich der gewesen, im Rahmen einer Dissertationsarbeit weiterführende Untersuchungen über das Erleben von Menschen mit Tracheostoma im häuslichen Setting anzustellen.

Dies alles ist nun nicht mehr möglich. Ich werde vom Schicksal komplett ausgebremst und fühle mich für ein „Rentnerdasein" noch viel zu jung und vor allem auch noch gar nicht krank genug. Ich bin hin- und hergerissen. Da eine Art „Zwischenlösung" (Homeoffice-Zeiten) im Rahmen eines Arbeitsvertrags vonseiten des Arbeitgebers nicht möglich ist, stimme ich schließlich schweren Herzens einer „Zwangsrente" zu.

In Frührente gehen zu müssen, ist für mich eine besondere Herausforderung. Ebenso auch die Reaktionen meiner Kollegen, die um meine Diagnose wussten. Wie krank ich mittlerweile bin, war einigen wohl doch nicht so klar. Offensichtlich ist es mir gelungen, meine Krankheitssymptome über drei Jahre selbst vor Gesundheitsfachkräften erfolgreich zu verbergen.

Dieses Phänomen des Versteckens und der Scham bei akuter Atemnot wird in einigen Fachbüchern beschrieben. Kein

Betroffener möchte sich gern (öffentlich) eingestehen, dass er nicht mehr leistungsfähig ist und schnell „aus der Puste" kommt. Die Betroffenen spüren die chronisch zunehmende Atemnot und ahnen, dass diese unweigerlich zu einer Einschränkung des autonomen Handelns und somit zur Abhängigkeit von anderen Menschen führen wird. Mir ist bewusst, dass im späten Verlauf der Erkrankung die Abhängigkeit von Hilfsmitteln (Sauerstoffgerät, nichtinvasive Beatmung, Rollator und Rollstuhl) auf mich zukommt. Für die Betroffenen entsteht dadurch ein enormer Organisationsaufwand. Sauerstoffflaschen müssen zeitnah aufgefüllt werden, die notwendigen Hilfsmittel beantragt und Medikamente bestellt und abgeholt werden. Durch diese Faktoren kann eine Vielzahl von psychomentalen Belastungen bei den Patienten entstehen.

Aufgrund dieser vorausschauenden Gedanken in Bezug auf den bevorstehenden Krankheitsverlauf und aus „lungentechnischen Verbergungsgründen" hatte ich es mir z. B. zur Gewohnheit gemacht, jeden Morgen in der Nähe der Schule auf einem Wanderparkplatz zu parken. So konnte ich den 15-minütigen Weg zur Arbeit nutzen, um unterwegs die Lunge freizuatmen und vor dem Unterricht die Bronchien effektiv abzuhusten. Es konnte dann vorkommen, dass ich schwer atmend und noch hustend im Lehrerzimmer ankam. Die Kollegen fragten mich dann schon hin und wieder, ob ich erkältet sei. In der Alltagsgeschäftigkeit habe ich meinen Husten immer mit meiner Stauballergie, dem Zigarettenqualm vor dem Schuleingang oder dem zu stark aufgelegten Parfüm von Schülern begründet. Meistens beruhigte sich meine Lunge ja schnell wieder, wenn ich mich körperlich nicht so stark anstrengen musste.

Dennoch gab es immer wieder Situationen, in denen die Kollegen hätten merken können, dass ich Probleme hatte, konditionell mitzukommen. Zum Beispiel, wenn ich als Einzige den Aufzug zur Mensa im 3. Stock benutzen musste, weil ich die Treppen nicht mehr im gleichen Tempo wie die Kollegen hochlaufen konnte. Beim Besuch im Fitnessstudio mit Kollegen konnte ich meine Defizite noch einigermaßen verbergen, indem ich weniger Kilos an den Geräten einstellte. Es war mir wichtig, durch den Kraft- und Ausdauersport die Sauerstoff-Diffusion so gut wie möglich zu unterstützen, um meine Lunge möglichst lange dehnungsfähig zu halten. Dass trotz meiner Anstrengungen meine Leistungsfähigkeit immer mehr abnahm, die Walking-Runden im Wald immer kleiner und kürzer wurden, haben eigentlich nur meine Familie und engsten Freunde im Laufe der Zeit gemerkt. Auch dass meine Hustenattacken immer stärker wurden.

Aufgrund der pandemiebedingten Schließung des Bildungszentrums ist ein persönlicher Abschied von den Menschen, mit denen ich zusammengearbeitet habe, nicht mehr möglich. Anstelle einer sonst im Kollegium üblichen kleinen Abschiedsfeier gibt es in Absprache mit meinem Chef lediglich eine persönliche Handy-Sprachnachricht von mir, die er den Arbeitskollegen, Schülern und Studierenden im Rahmen einer Besprechung abspielt. Es folgen danach noch ein paar WhatsApps und Telefonate mit der einen oder anderen Kollegin, mit einigen Schülern und Studierenden, was tröstlich für mich ist. Ob sich diese Kontakte halten lassen, wenn klar ist, dass man sich wahrscheinlich nie wieder sehen oder zusammenarbeiten wird? Das macht mich traurig, und ich rechne innerlich nicht damit. Der innere Abschied von meiner Arbeit und den Menschen fällt mir unendlich schwer.

In meiner Vorstellung ist das Leben vergleichbar mit einer Zugfahrt. Es steigen immer wieder Menschen ein, die ein Stück im selben Abteil mit mir durch mein Leben fahren. Viele steigen irgendwann unterwegs wieder aus, und es bleiben nur ein paar Menschen auf der gesamten Strecke in meinem Abteil sitzen. Manche Menschen, die während der Elternzeit für eine befristete Zeit beruflich auf einem „Nebengleis" stehen, wissen vielleicht, wie es sich anfühlt, wenn die eigene Arbeit (plötzlich doch) von jemand anderem weitergeführt werden kann und letztendlich jeder ad hoc ersetzbar ist. Aber diesmal ist es anders, denn ich habe den Eindruck, dass in dieser atemlosen pandemischen Zeit die Zugfahrt viel rasanter vonstattengeht!

Es ist für mich auch interessant zu beobachten, wie die einzelnen Menschen auf diese neue Situation in meinem Leben (Krankheit und Frührente) in Kombination mit dem Pandemiebeginn reagieren. Einige sind so sehr und intensiv mit sich selbst beschäftigt, dass sie sehr schnell aus meinem Leben verschwinden. Täglich müssen sie sich mit den pandemiebedingten Herausforderungen auseinandersetzen, die sich neben ihren beruflichen Anforderungen und schulpflichtigen Kindern zu Hause auftürmen. Jeder ist durch die täglich neuen Nachrichten und Veränderungen durch Corona verunsichert und auch überfordert. Die einen mehr, andere weniger. Das, was gestern noch so wichtig und unvorstellbar war, hat nun heute keine Bedeutung mehr.

Ich bin allerdings auch positiv überrascht, welche Kontakte sich plötzlich wieder entwickeln. Etwa zu Heike, mit der ich vor 26 Jahren meinen ersten Geburtsvorbereitungskurs besucht habe. Jahrelang haben wir uns gegenseitig lediglich Weihnachtskarten geschrieben und es nie geschafft, uns tatsächlich noch einmal zu treffen. Der Kontakt mit ihr tut mir jetzt so gut, und ich erinnere mich sehr gern an meine Studentenzeit und die Ausflüge mit ihr und unseren Kindern.

In den ersten Wochen meiner Rentenzeit weiß ich nicht, was ich mit der vielen „Freizeit" anfangen soll. Ich entrümpele systematisch mein Arbeitszimmer, checke einen Raum nach dem anderen in unserem Haus und sortiere jahrelang gehütete, aber überflüssige Dinge aus und verschenke alles.

Ich beginne jeden einzelnen Tag mit der Kraft, die mir jeden Tag neu vom „Himmelsarchitekten" gegeben wird. Das ist für mich auch so ein „himmlisches Geheimnis". Jeder Mensch bekommt täglich exakt so viel Kraft von ihm geschenkt, um durch einen einzigen Tag hindurchzukommen. Es gibt von ihm nicht mehr und auch nicht weniger Kraft, und darauf konzentriere ich mich. Ich frage mich, was jetzt meine Aufgaben und Ziele sein sollen. Was stelle ich mit der vielen Zeit an, die ich zum ersten Mal in meinem Leben habe und die dennoch aufgrund der infausten Prognose zeitlich begrenzt ist? Ich frage Gott immer wieder: Wie wird es mit mir nun weitergehen? Irgendwie habe ich trotz allem Schweren das Gefühl, dass er für mich da ist. Ich habe den starken inneren Eindruck, dass er jeden, der mir am Herzen liegt, an seiner Hand führt und ich immer genügend Luft zum Atmen haben werde. Das allein genügt mir und lässt mich weiter innerlich ruhig bleiben.

4
Bewegungspläne mit Kurzatmigkeit
Ende März 2020

Die meisten sportlichen Aktivitäten meines Lebens habe ich bislang zusammen mit meiner Freundin Kirsten unternommen. Wir beide haben in 40 Jahren so ziemlich alles gemeinsam erlebt, was einem mit der besten Freundin so passieren kann.

Gemeinsam haben wir die wilde Teennagerzeit durchgestanden, unsere Hochzeiten mit unseren Prinzen gefeiert und uns während der Schwangerschaften, der „Kinderaufzuchtphasen“ und auch in Sterbebegleitungszeiten unserer (Groß-)Eltern immer gegenseitig unterstützt. Wir sind gegenseitig Patentanten unserer Mädels.

Kirsten ist eine starke Persönlichkeit und verfügt über viele Charaktereigenschaften, die für mich immer auch richtungsweisend gewesen und unglaublich stützend sind. Am meisten schätze ich ihre loyale Art im Umgang mit Menschen und ihren besonderen Humor. Oft genügt ein Blick von ihr, und ich fühle mich komplett verstanden. Ebenso legendär sind ihre Bastelgeschenke und geistreichen Karten und Briefe, die ich seit Jahren aufhebe und die mittlerweile kistenweise auf unserem Speicher stehen. Als unsere Mutter starb, hat mich Kirstens Mama Ingrid als „Ersatz-Mami“ adoptiert. Die Freundschaft mit Kirsten über so viele Jahre ist für mich ein ganz besonderes Geschenk und kann einfach kein Zufall sein.

Neben all dem normalen Wahnsinn des Lebens waren Sport und Bewegung schon immer unsere gemeinsame Leidenschaft. Regelmäßig verabredeten wir uns schon als Jugendliche in der Natur zum Joggen oder zum Schwimmen in irgendwelchen Waldweihern oder später auch im Meer. Als wir älter wurden, haben wir die Joggingschuhe gegen Walkingstöcke ausgetauscht. Wir sind Wald-Freundinnen, die die Bewegung draußen regelmäßig brauchen, damit unsere Seelen durchatmen können.

Das Skifahren gehört ebenfalls zu unserer großen Leidenschaft. Zu unserem Glück haben wir beide Männer geheiratet, die dem Skivirus ebenso verfallen sind wie wir. Gemeinsam gehen wir gern auf die Piste und fahren seit Jahren zusammen in den Skiurlaub.

In diesem Jahr müssen wir nun aufgrund meiner Erkrankung, der akuten Grippe und der aktuellen Corona-Nachrichten aus Ischgl leider absagen. Ich liege mit einer Influenza-Grippe fest im Bett und habe das erste Mal in meinem Leben das Gefühl, dass ich nicht mehr in der Lage bin, allein richtig abzuhusten. Das Sekret sitzt so fest in den Bronchien, dass ich nicht ausreichend Luft bekomme und befürchte, daran zu ersticken. Es gelingt mir schließlich mithilfe von angeordneten „Mukoviszidose-Medikamenten“ und Dauerinhalation, die heftige Influenza-Grippe ohne Krankenhausaufenthalt in den Griff zu bekommen. Dennoch merke ich, dass sich meine Lungenfunktion weiter zunehmend verschlechtert hat. Man nennt das in der Fachsprache auch „Exazerbation“, d. h. eine deutliche Verschlechterung einer schon bestehenden Grunderkrankung, z. B. durch zusätzliche Infekte.

Es dauert Wochen, bis ich wieder langsam das Lungen-Konditionstraining im Wald mit meiner Freundin aufnehmen kann. Bislang sah meine Woche sportlich gesehen folgendermaßen aus: zweimal pro Woche Walking (1,5 bis 2 Stunden), einmal pro Woche Fitnessstudio (2 Stunden) und einmal pro Woche Schwimm-Konditionstraining (1 Stunde). Da mittlerweile pandemiebedingt sämtliche Schwimmbäder und Fitnessstudios geschlossen sind, muss ich mir einen neuen wöchentlichen Bewegungsplan überlegen.

Ich teste neue Möglichkeiten der Bewegung, die auch mit weniger Atemluft für mich sinnvoll sind, und schaffe mir ein E-Bike an. Dieser Entschluss hat wirklich einige Zeit in meinem Kopf reifen müssen. Bislang hatte ich mich immer dagegen gewehrt, weil Pedelecs für mich quasi „Mofas ohne Lärm“ sind. Wirkliches Konditionstraining gelingt für mein Verständnis eigentlich nur in Verbindung mit richtiger Anstrengung und Schweiß. Mittlerweile aber merke ich jedoch, dass auch Fahrradfahren mit dem

Mountainbike nicht mehr möglich ist. Die Berge sind einfach zu steil und für meine Lunge jetzt viel zu anstrengend. Mit dem E-Bike kann ich nun ausgedehntere Fahrradtouren machen und neue Waldwege erkunden, da ich den Radius um ein erhebliches Maß steigern kann. Momentan sind für mich etwa 90 Minuten Bewegung dreimal pro Woche entweder auf dem E-Bike oder zu Fuß noch möglich.

Aufgrund der plötzlichen Berentung muss ich mich an den Umgang mit dem Faktor Zeit ganz neu gewöhnen. Die ersten Wochen fühlen sich noch wie ein normaler Urlaub an. Ich muss mich jetzt nicht mehr ständig innerlich abhetzen, um in minimaler Zeit möglichst viele Dinge nebenbei noch zu erledigen. Ich kann nun ganz in Ruhe eine Aufgabe nach der anderen angehen und dabei gelassen bleiben, weil morgen ja auch noch ein Tag ist, an dem ich das wegarbeiten kann, was ich vielleicht heute nicht geschafft habe, ohne dabei ein schlechtes Gewissen haben zu müssen. Das ist eine völlig neue Erfahrung für mich nach so vielen Jahren permanenter Zeitknappheit und Aneinanderreihung von Terminen. Vom Lebenstempo 200 km/h bin ich nun komplett ausgebremst und habe jetzt quasi jeden Tag „frei".

Ich merke auch, dass dieser neue Umgang mit Zeit meinem Körper guttut. Nebenberuflich begleite ich zunächst noch die Bachelorarbeiten der Studierenden und unterstütze die ehemaligen Kollegen im Bildungsinstitut beim Online-Unterricht. Aber auch diese Tätigkeit muss ich nach kurzer Zeit im April aus arbeitsrechtlichen Gründen loslassen. Ich hatte beruflich als Pflegepädagogin noch so viele Ideen! Was hätte es mir doch Spaß gemacht, mit meiner jungen und begabten Kollegin Laura ein Online-Ausbildungskonzept zu erarbeiten!

Ich lerne langsam, mit der hinzugewonnenen Lebenszeit umzugehen und meine Situation anzunehmen. Es ist eine ambivalente

Zeit, und mit meiner inneren Verfassung steht und fällt natürlich auch die Stimmung in unserer Familie. Besonders dann, wenn ich über den Verlust meiner Gesundheit und Berufstätigkeit sehr traurig bin.

Jeden Tag bemühe ich mich, die schönen kleinen Dinge im Leben wahrzunehmen, mich darüber zu freuen und sie zu genießen. Dabei ist es mir besonders wichtig, dass ich meiner Erkrankung wirklich nur so viel Platz einräume wie unbedingt nötig. Ich konzentriere mich jetzt nur noch auf das, was lungenbedingt noch geht – und nicht darauf, was ich alles nicht mehr schaffe. Diese innere Haltung lässt mich nicht auf eine Großbaustelle schauen, sondern eröffnet immer wieder neue Perspektiven.

Laut ärztlicher Einschätzung habe ich noch etwa zwei Jahre zu leben. Ich habe das Gefühl, dass es deutlich weniger Zeit sein wird. Ich bekomme ja bewusst mit, wie schnell die Krankheit mittlerweile voranschreitet. Ich weiß, dass Lungenerkrankungen gesellschaftlich weniger „etabliert" sind, da Forschungsgelder in Deutschland eher in die Untersuchung von Demenz-, Tumor-, Herz-Kreislauf-Erkrankungen und neuerdings auch in die Corona-Forschung fließen. Unheilbar Lungenkranke bleiben vielfach mit ihrem Schicksal und den spezifischen Problemen allein, weil gesamtgesellschaftlich betrachtet nicht so viele Menschen davon betroffen sind.

Als wir uns in diesen Tagen mit Freunden in unserem Garten treffen, sind wir alle sehr besorgt über die Pandemie-Nachrichten aus China. Wie ich denn als chronisch Lungenkranke mit den aktuellen Corona-News zurechtkomme, werde ich gefragt.

Ich selbst denke, dass die Gesellschaft die Pandemie vielleicht eine gewisse Zeit lang aushält. Dennoch glaube ich, dass ziemlich schnell die soziale Zufriedenheit in Deutschland kippen wird, wenn finanzielle Einbußen über einen längeren Zeitraum hingenommen werden müssen. Letztendlich greift dann das Darwin'sche Gesetz. Das bedeutet, die Natur lässt nur diejenigen (Arten) überleben, die sich am besten an ihre Umgebung anpassen können. In der Folge heißt dies, dass vor allem die Starken überleben (werden). Die Schwachen haben nur dann eine Überlebenschance, wenn sie (aktiv durch andere) geschützt werden.

Als ich vor unseren Freunden meine Einschätzung zur Sprache gebracht habe, entwickelt sich eine hitzige Diskussion. Wie ich denn so etwas sagen könne? Dass wir doch in einem Sozialstaat und in einem reichen Land leben würden, in dem das Prinzip der Subsidiarität gelebt wird und somit staatliche Institutionen immer nur dann regulativ eingreifen, wenn die Möglichkeiten des Einzelnen nicht ausreichen, um eine bestimmte Aufgabe oder ein Problem zu lösen. Es sei doch völlig klar, dass deshalb in einer Pandemie die Starken auf die Schwachen, die Gesunden auf die Kranken Rücksicht nehmen und die Wohlhabenden die finanziell Benachteiligten unterstützen müssten.

Ich halte dagegen, dass in der Vergangenheit in unserer Gesellschaft in historischen Krisen die Kinder, die Alten und die chronisch kranken Menschen immer das Nachsehen hatten. Ich bin besorgt darüber, wie die Politiker mit dieser Krise umgehen werden. Werden sie es schaffen, die Gesellschaft zusammenzuhalten? Ich frage mich auch, wie lange es wohl dauern wird, bis Wissenschaftler ein entsprechendes Medikament oder einen Impfstoff entwickelt haben. Wahrscheinlich werden wir uns zukünftig – ähnlich wie bei der Grippeimpfung – regelmäßig gegen die Covidviren und deren nachfolgende Mutanten impfen lassen müssen.

Obwohl für mich in dieser Zeit nach und nach viele Türen im Leben zugehen und ich Beruf, Hobbys und viele Sozialkontakte verliere, habe ich die Hoffnung, dass sich auch neue Türen öffnen werden. Ich bin gespannt, welche neuen Aufgaben nun auf mich warten und wie sich die Dinge weiter entwickeln werden.

5
Atem-Alltag neu lernen
April 2020

Das Osterfest wird in diesem Monat unter Corona-Bedingungen gefeiert. Trotz guten Wetters zeigen sich die Menschen diszipliniert und halten sich überwiegend an die Kontaktbeschränkungen und Abstandsgebote. Da die Pandemie in Norddeutschland an Tempo verliert, gibt es bereits wieder erste Lockerungen.

Ich staune darüber, wie in den Medien berichtet wird, dass mittlerweile genügend Intensivbetten mit Beatmungsplätzen in Deutschland aufgestockt werden. Sollen die Menschen damit beruhigt werden? Was nützen denn die neu aufgestellten Intensivpflegebetten, wenn das ausgebildete Personal dazu fehlt? Der Personalmangel im Pflegebereich ist doch seit Jahren ein Problem, das politisch nicht wirklich angepackt wird. Und wie sollen pflegerische Hilfskräfte in einem Wochenend-Crashkurs die fachpflegerische Versorgung von Beatmungspatienten erlernen, wofür normalerweise eine mehrjährige Fachweiterbildung absolviert werden muss? Die Diskussion in den Medien über systemrelevante Jobs macht mich nachdenklich und irgendwann dann auch wütend. Seit Corona hat sich für mich persönlich eigentlich nicht viel verändert. Im Bereich Hygiene sind Lungenkranke auch schon vor der Pandemie immer sehr vorsichtig unterwegs gewesen. Schon seit langer Zeit habe ich Desinfektionstücher im Auto und in der Handtasche, um mich schützen zu können, wenn ich Geld in den Händen gehabt oder fremde Hände geschüttelt habe, oder um die Griffe der Einkaufswagen abzuwischen. In der Uniklinik ist es ebenfalls schon vor der Pandemie für Lungenkranke (im Sinne des Eigenschutzes) üblich gewesen, eine Maske zu tragen. Deshalb empfinde ich es fast schon als angenehm, dass nun das Masketragen gesellschaftsfähig wird und ich keine Ausnahmeerscheinung mehr bin.

Interessiert beobachte ich, wie unterschiedlich gesunde Menschen aktuell mit der Erfahrung umgehen, einen Mundschutz tragen zu müssen. Ich staune über lungengesunde Menschen, die sich über die Maskenpflicht aufregen und diese auch öffentlich auf unterschiedliche Weise boykottieren. Manchmal ist trotz Mundschutz die Nase zu sehen, mal wird dieser lediglich unter dem Kinn getragen. Dieses Verhalten ist für mich als Lungenkranke nur schwer nachvollziehbar, da es ja momentan „nur" um das Tragen von einfachen, dünnen OP-Masken geht. Wir sprechen dabei noch nicht über eine FFP2-Maskenpflicht, die sicherlich bald (wahrscheinlich spätestens in der Influenza-Zeit ab Herbst) kommen wird und für Lungenkranke noch einmal ca. 30 Prozent mehr Atemarbeit bedeutet. Ich merke selbst, dass ich im Lauf der letzten Wochen immer weniger Luft unter dem Mundschutz bekomme, sodass ich jetzt zusätzlich einen mobilen Sauerstoffkonzentrator mitnehmen muss. Der Vorteil dieses Gerätes ist, dass er die atmosphärische Luft konzentriert, reinigt und am Stromnetz aufgeladen werden kann. Aber selbst mit diesem Hilfsmittel werde ich unter der Maske sehr schnell so kurzatmig, dass mir beim Gehen schwindlig wird.

Das Verhalten der Menschen, die mir in der Coronazeit begegnen, ist teilweise wirklich filmreif. Da gibt es mitleidige Blicke,

Menschen, die schnell wegschauen, aber auch angewiderte Abwendung oder neugieriges Gaffen. Es passiert auch, dass Fremde einen großen Bogen um mich machen, wenn ich mit dem Sauerstoffgerät unterwegs bin und husten muss.

Eine chronische Lungenerkrankung kann für die Betroffenen vielfach nicht nur Scham, sondern auch Stigmatisierungsgefühle im Kontakt mit anderen Menschen hervorrufen. Auch mir ist es unangenehm, wenn ich nach Luft schnappend unterwegs Menschen treffe, die mich kennen und die von meiner Krankheit nichts wussten. Allein der Sauerstoffschlauch in der Nase ruft bei anderen Menschen Mitleid oder gar Entsetzen hervor. Und je nachdem, wo ich gerade unterwegs bin, vermeide ich es deshalb aus Scham, den Sauerstoffkonzentrator in der Öffentlichkeit mitzunehmen.

Wenn ich jetzt mit Mundschutz unterwegs bin, kann ich nur noch im „Schneckentempo" gehen, um ökonomisch mit der Sauerstoffversorgung meines Körpers zurechtzukommen. Wann immer es eine Sitzgelegenheit gibt, lege ich eine kurze Pause ein, atme den Sauerstoffsättigungspegel wieder hoch und gehe dann langsam weiter. Langsam gehen zu müssen, obwohl ich (anatomisch betrachtet) laufen könnte, ist schlimm. Aber solange ich trotz allem in meinem Tempo weitergehen kann, bin ich zufrieden. Der Weg entsteht ja bekanntlich beim Gehen!

6
Pandemieflucht auf die Insel

Mai – Juni 2020

Aufgrund des ungewissen Pandemiegeschehens beschließe ich in Absprache mit meiner Familie, dass ich mich eine Zeit lang von zu Hause räumlich distanzieren werde. Da in Schleswig-Holstein die Infektionszahlen in diesen Wochen niedrig sind, werde ich auf unsere Lieblingsinsel Föhr fahren. Ich erhoffe mir einerseits, dadurch einer Corona-Infektion durch meine Familienmitglieder zunächst aus dem Weg zu gehen, bis vielleicht demnächst ein Medikament oder Impfserum entwickelt worden ist. Zum anderen möchte ich auch den Pollenflug meiden. Mein Mann hat viele Kontakte im Betrieb, und unsere Töchter treffen ebenfalls viele Menschen. Zu Hause im täglichen Zusammenleben können wir uns nicht wirklich aus dem Weg gehen. Da wir wegen meiner Allergien seit einigen Jahren immer während der Frühlings-Pollensaison auf Föhr Zuflucht suchen, bin ich sehr froh, dass ich nun Zeit habe, dorthin fahren zu können. Mein Mann wird mich auf die Insel bringen und mich so oft wie möglich besuchen.

Als wir am Fähranleger ankommen, bietet sich uns ein völlig neuer Anblick: Kaum ein Auto steht dort. Das haben wir so noch nie erlebt! Auch auf der Insel sind nur wenige Menschen zu sehen. Normalerweise scharen sich die Urlauber in Menschentrauben um den Hafen, flanieren durch Wyk, genießen Fischbrötchen und kreuzen mit dem Fahrrad die Straßen. Wir können es kaum glauben, dass wir die Insel nun so menschenleer erleben dürfen.

Trotz allem, was wir in dieser schlimmen Zeit des Pandemiebeginns erleben, tun uns Luft, Sonne, Strand und die Zeit zu zweit gut. Rund um die Uhr die pollenarme Meeresluft atmen zu dürfen, ist die allerbeste Therapie für mich. Für Lungenkranke ist das Dauerinhalieren der Meereswasser-Aerosole besonders effektiv in unmittelbarer Nähe zum Meeressaum, wo Strand und Wasser sich berühren. Gesundheitsförderlicher kann man kein Atemtraining durchführen!

Noch gelingt es mir, an der frischen Luft ohne Sauerstoffkonzentrator von Goting bis zur Fährrinne zu gehen. Mit kleinen Pausen kann ich noch zwei bis drei Stunden am Stück unterwegs sein, und ich schaffe es, mit meinem alten Mountainbike durch die kleinen hübschen Fischerdörfchen zu fahren, obwohl mir auch dies vor allem bei Gegenwind mittlerweile sehr schwerfällt. Michel möchte deshalb gern, dass ich mir ein E-Bike für die Zeit ausleihe, in der er nicht bei mir auf der Insel sein kann. Er befürchtet, dass ich mich vor allem bei den Fahrten mit dem Fahrrad nach Wyk zu sehr verausgabe. Doch mein Stolz lässt es noch nicht zu, auf dem „platten Land" ein E-Bike zu benutzen. Deshalb vereinbaren wir, dass ich weiter mit meinem alten Fahrrad in meinem langsamen Tempo fahre und bei zu starkem Wind ggf. den Inselbus nehme.

Wunderbarerweise habe ich die Möglichkeit, sieben weitere Wochen im Strandhaus wohnen bleiben zu können. So viel Zeit für mich allein hatte ich bislang noch nie in meinem gesamten Leben! Ohne Kinder, ohne Verpflichtungen, ohne irgendjemanden, der permanent irgendetwas von mir will.

Vielleicht kennen Sie das ja selbst von einem Aufenthalt am Meer. Wenn man dort ist, vergisst man schnell Zeit und Raum. Das Meer und die Gezeiten wühlen Gedanken und Gefühle auf und spülen sie unaufhörlich an Land. Man wird am Meer sehr schnell auf sich selbst zurückgeworfen und kann beobachten, ob und wie man sich mit sich selbst versteht. Ich frage mich, ob ich es schaffen werde, es mir auch in dieser Krisensituation jeden Tag so schön wie möglich zu machen. Wie werde ich mit mir selbst dabei umgehen? Bin ich geduldig mit mir oder ständig mies gelaunt?

Einerseits bin ich unendlich froh und dankbar für diese geschenkte Zeit an diesem wunderschönen, idyllischen Fleckchen Erde. Andererseits habe ich aber auch Bedenken und ein bisschen Respekt davor, so lange mit mir allein zu sein. Ich weiß nicht, wie ich mit meinen „atem-beraubenden" Gedanken, die immer wieder um meine unheilbare Krankheit kreisen, klarkommen werde.

Ich stehe momentan innerlich an einer Weggabelung und schaue auf den Wegweiser, der in Richtung „Lungentransplantation" oder „palliative Versorgung im Hospiz" zeigt. Wie wird es sein, wenn ich allein über die Pro- und Kontra-Argumente nachdenke, die ich bislang weit von mir weggeschoben habe? Wie komme ich mit der Sorge zurecht, ob sich meine Lieben zu Hause oder ich mich selbst auf der Insel mit dem Coronavirus infizieren werden? Ich bin auch unsicher, ob es überhaupt noch zu verantworten ist, über so viele Wochen allein in einem einsamen Haus am Meer zu leben. Ich kann nicht abschätzen, wie schnell die Erkrankung voranschreiten wird. Mittlerweile bemerke ich tagsüber immer häufiger eine Art Hechelatmung, da sich der Zwerchfellmuskel allein durch die normale Atmung auch ohne Belastung offensichtlich sehr schnell erschöpft.

Die vielen Fragen der Gedankenäffchen in meinem Kopf halten mich innerlich auf Trab. Wie lange werde ich es noch schaffen, mit dem Fahrrad einkaufen zu fahren? Vor allem, wenn es draußen wärmer wird und es noch anstrengender für mich sein wird, genügend Luft zu bekommen? Was kann ich demnächst überhaupt noch selbstständig in der Natur, im Watt und am Meer unternehmen? Kann ich allein in einer menschenleeren Siedlung wohnen, ohne dass mir etwas passiert, wenn ich nachts wie gewohnt alle Fenster weit offen stehen lasse? Wer könnte mir im akuten Atem-Notfall helfen?

Das sind die eher harmlosen Fragen. Andere sind noch bedrängender: Sind Atemnot und Erstickungsängste wirklich so existenziell und krass, wie ich es bei Patienten beobachtet habe? Wie fühlt es sich wirklich an, wenn ich all das selbst erleben muss? Wie werde ich Erstickungsängste aushalten können? Gibt es Strategien, die ich noch lernen und anwenden kann, um besser mit der Atemnot umzugehen?

Es sind viele Befürchtungen und Gedanken, die mir durch Kopf und Seele schwirren. Vor allem auch die Sorge, wie ich im weiteren fortschreitenden Krankheitsverlauf meiner Familie die Ängste nehmen kann. Und was mich selbst betrifft: Werde ich mich nun vom Leben stückweise immer weiter zurückziehen, so wie es viele Menschen tun, wenn sie immer kränker werden? Oder kann ich bis zum Schluss meine Lebensfröhlichkeit beibehalten und trotz der unheilbaren Prognose weiterhin Freude daran haben, jeden einzelnen Moment erleben und genießen zu können?

Jemand hat einmal gesagt: „Je mehr du ein Problem zum Problem machst, desto problematischer wird das Problem!“ Ich kann meine gesundheitlichen Probleme nicht ignorieren. Sie sind real, und ich spüre sie permanent. Ich beschließe also, dass ich meinen Fokus auf meine innere Haltung legen werde, „mit Freude weiterzuleben“. Dabei möchte ich zumindest versuchen, mit einer (möglichst) positiven Einstellung mit dieser schweren Erkrankung bewusst umzugehen, und zwar so, wie *ich* es mir vorstelle: mit Entschlossenheit, Mut, Würde und auch Humor. Schön wäre es für mich, dabei möglichst viel fröhliche Gelassenheit zu erleben. Vielleicht passiert ja in meinem Fall auch ein „himmlisches Wunder“!? Die soll es ja schon gegeben haben. Aber wer weiß das schon ...?

7

Kleine himmlische Wunder

Mai - Juni 2020

In den folgenden Wochen passieren immer wieder außergewöhnliche Dinge, die mir irgendwie „vom Himmel" geschickt werden. Als ich mich noch frage, ob ich mich vielleicht ohne meine Arbeit bald langweilen oder auf der Insel einsam fühlen werde, beginnt noch am Abreisetag meines Mannes ein Taubenpärchen direkt neben unserem Wintergarten in einer Eibe mit dem Nestbau. Schon seit vielen Jahren sind die kleinen fliegenden Freunde im Garten meine große Freude. Besonders das Rotkehlchen habe ich so gern, weil es das Lieblingsvögelchen unserer Mutter war. Die Taube ist ja für viele Menschen ein Friedenssymbol. Man kann sie aber auch mit der „theologischen Brille" betrachten, und dann kann sie symbolisch für eine ganz besondere Turbokraft stehen, die direkt aus dem Himmel kommt.

Dies habe ich einmal während eines Glaubensseminars gelernt, als ich mich im Rahmen der Sterbebegleitung beruflich mit den Unterschieden verschiedener Religionen beschäftigt habe. Ich habe dort erfahren, dass Christen diese Superturbokraft auch als den Heiligen Geist bezeichnen. Es handelt sich dabei um eine besondere Gebetskraft, die uns bei noch so kleinen Schwierigkeiten des Lebens himmlische Unterstützung zufließen lässt. Ich bin auf jeden Fall immer wieder erstaunt, wie mir diese himmlische Kraft in alltäglichen, unbedeutenden Situationen des Lebens Unterstützung gibt. An dem Seminarwochenende habe ich ebenfalls erfahren, wie unterschiedlich der „Himmelsarchitekt" von anderen Menschen gesehen und bezeichnet wird. Manche nennen ihn „das Universum", den „Lebensschöpfer" oder einfach „Gott". Der Dialog mit ihm wird als „Gebet", „Lobpreis" oder als ein „Gespräch mit einem lieben Vater“ bezeichnet. Wie auch immer man diese glaubensspezifischen Inhalte benennt, der Bezug zu einer spirituellen Dimension des Lebens kann gerade in kritischen Situationen und besonders angesichts der Endlichkeit des eigenen Lebens eine wichtige Kraftquelle sein.

Eines dieser wundersamen Erlebnisse hatte ich einmal, als ich mit unserer fünfjährigen Tochter bei strahlendem Sonnenschein auf dem Weg zur Schlittenbahn war. Ich zog sie mit dem Schlitten hinter mir her, freute mich an den unzähligen glitzernden Eiskristallen und schaute kurz zur Seite. Da merkte ich, dass ich durch den kalten Wind eine meiner Kontaktlinsen im Schnee verloren hatte. Ich war wütend und schimpfte vor mich hin, denn die Linsen waren sehr teuer.

Da sagte unser Kind zu mir: „Nicht ärgern, Mama! Komm, setz dich zu mir auf den Schlitten, und wir beten jetzt einfach mal ein bisschen!“ Stinksauer erwiderte ich unserer Tochter: „Ich will jetzt nicht beten! Ich bin total wütend!“ Sie aber setzte sich auf ihren Kinderschlitten und begann ein Kindergebet aufzusagen, was wir immer wieder abends zu Hause beteten: „Ich bin noch so klein, mein Herzchen so rein, soll niemand drin wohnen als der liebe Gott allein … Mama, *da* ist die Linse!“ Sie bückte sich, hob die Kontaktlinse aus dem glitzernden Meer der Eiskristalle auf und legte sie in meine Hand.

Man kann jetzt denken, dass sei doch sicher nur ein Zufall gewesen. So ähnlich habe ich auch viele Jahre gedacht, denn ich bin ein ziemlich realistisch orientierter Mensch und glaub(t)e eigentlich nur das, was ich auch sehen und anfassen kann. Dieses Erlebnis mit unserer Tochter hat mich dennoch im Nachhinein sehr beeindruckt und darin bestärkt, unseren „Architekten“ im Himmel auch um ganz andere kleine Anliegen einfach zu bitten. Seitdem habe ich viele solcher Situationen erlebt und den

Eindruck gewonnen, dass Gebete im Himmel ankommen. Und Kindergebete noch einmal viel schneller und direkter als die von Erwachsenen. Probieren Sie es doch einfach mal aus, für Ihre eigenen Anliegen zu beten, und schauen Sie, was dann passiert! Wenn sich dann plötzlich die Dinge „wie von selbst fügen", ist es wichtig, dass man kurz innehält und es nicht vergisst, dem „Lebensarchitekten" ein Dankeschön himmelwärts zu schicken!

Hier auf der Insel freue ich mich nun mit dem Taubenpärchen auf das, was da noch alles so passieren wird. Ich fühle mich durch die Anwesenheit der beiden symbolischen Vögel dem Himmel sehr nahe und überhaupt nicht einsam oder allein. Gleichzeitig werde ich durch das brütende Pärchen im Alltag immer wieder daran erinnert, mit meinem „Freund im Himmel" auch im Gespräch zu bleiben. Ich stelle mir vor, wie er neben mir im Strandkorb sitzt, mit mir Kaffee trinkt und ich ihm alles erzählen kann, was in meiner Seele so „obenauf" liegt.

Um innerlich zur Ruhe zu kommen, trage ich nun keine Uhr mehr und schalte ebenso mein Handy aus. Die Handy-Diät bedeutet für mich, noch mehr Zeit in Hülle und Fülle zu haben! Einfach zu leben, ohne auf die Uhr schauen zu müssen, mich treiben zu lassen – wie cool ist das denn! Ich beschließe, meine verbleibende Lebenszeit nun für die Dinge zu verwenden, die ich schon seit so langer Zeit gern einmal machen wollte, wenn ich „einmal nichts Besonderes am Start" habe. Und diese Zeit ist *jetzt!*

Endlich, seit vielen Jahren wieder einmal, packe ich meine Acryl- und Aquarellfarben aus. Ich beginne zu malen, Meeresmotive, alles Schöne, das mich umgibt und das ich so gern mag. Ich bestelle Knetbeton und modelliere Vogeltränken und Fische in unterschiedlichen Formen und Farben. Ich möchte jetzt endlich einmal in Ruhe all die Bücher lesen, die mir in den letzten

Jahren an Geburtstagen und Weihnachten geschenkt wurden, für die ich aber noch nie Zeit gefunden habe. Es sind ausschließlich „Genussbücher“ und keine Fachliteratur, die ich für den Unterricht brauche!

Aber ich merke, dass ich mich einfach nicht mehr auf Bücher konzentrieren kann, weil meine Gedanken immer wieder um die Zukunft meiner Familie und mein eigenes Schicksal kreisen. Obwohl ich an eine (positive) schicksalhafte Fügung glaube, breiten sich immer wieder verzweifelte Gedanken in mir aus, und meine Konzentrationskraft reicht momentan lediglich für die Tageszeitung. Ob die Mediziner noch irgendwie den progressiven Verlauf der Erkrankung aufhalten können? Ich wünschte mir so sehr ein Wunder, aber so, wie es sich momentan anfühlt, werde ich den nächsten Sommer wahrscheinlich nicht mehr erleben! Immer wieder suche ich nach innerem Trost und besuche den Inselgottesdienst in Süderende. Dort spielen regelmäßig zwei Musikerinnen der Insel auf alten friesischen Instrumenten, die ich noch nie zuvor gehört habe. Eine der beiden Frauen heißt „Frau Licht“, und ihr Name ist Programm. Es werden Texte vorgetragen, die mich sehr berühren und auch trösten. Eine Melodie, die dort gespielt wurde, begleitet mich in diesen Tagen als ständiger Ohrwurm: „Zum Glücklichsein brauche ich nicht viel – immer nur eine Handbreit Wasser unterm Kiel!“ So empfinde ich das und sehne mich nach einem ganz normalen Alltag zu Hause. Gesund zu sein und arbeiten gehen zu können sind große Geschenke, und weniger ist oft so viel mehr!

Die Tage gehen dahin. Mehrmals am Tag gehe ich zum Strand oder im Watt spazieren und mache täglich meine Atemübungen und mein Lungen-Konditionstraining am Meer. An einem besonders einsamen Tag finde ich dort einen neuen kleinen Freund. Als ich gedankenversunken bei Ebbe am Strand entlanglaufe, kann ich zunächst nur einen kleinen schwarzen Punkt in der Ferne erkennen, der sich unermüdlich in Richtung offenes Meer bewegt. Als ich näher komme, sehe ich, dass ein Eiderentenküken eifrig paddelnd auf das weite Meer hinausschwimmen möchte. Weit und breit sind jedoch keine Entenfamilien zu sehen. Aber hungrige Möwen und Austernfischer kreisen bereits über uns beiden. Vorsichtig gehe ich dem kleinen Entenkind bei seiner Schwimmtour hinterher. Nach einiger Zeit hört es völlig entkräftet auf, mit den Beinchen zu paddeln. Vorsichtig hebe ich es aus dem Wasser, setze es in meinen Sonnenhut und trage es an Land. Zu Hause angekommen kontaktiere ich das „Tierhuus" der Insel. Sie nehmen die kleine Ente gern in ihre Obhut.

Abends frage ich mich: Warum finde ausgerechnet *ich* jetzt hier am Meer eine kleine Ente? Und das an einem innerlich sehr einsamen Tag. Ich recherchiere kurz im Internet. Die Mythologie sagt, dass die Ente ein Krafttier ist, das uns helfen kann, die „Herzenskräfte" wieder aufzuladen. Schädliche Emotionen oder fremde „Energien" können an ihrem Federkleid abperlen. Die Ente besitzt nicht nur ein sensibles, sondern auch ein beschützendes, mütterliches Wesen, das emotionale Wärme und Geborgenheit schenken kann. Enten können zeigen, wie man in sich selbst ruhen kann, wenn man auf dem See des Lebens schwimmt und dieser See Wellen schlägt. (Ah ja, soso!) Dabei ist es förderlich, sich äußerlich den Gegebenheiten anzupassen, sich innerlich dafür jedoch nicht zu verbiegen. Von der Ente kann ich lernen, in der Mitte des Herzens auf dem Wasser zu ruhen, die Dinge so zu nehmen, wie sie sind. Und dabei die Herzenskraft nicht durch Angst lähmen zu lassen, sondern Vertrauen zu haben und sich auch zu trauen, Gefühle zuzulassen und auch wieder loszulassen. Ich finde es interessant, darüber nachzudenken. Ich bin davon überzeugt, dass nichts im Leben grundlos passiert und alles einen Sinn ergibt, auch wenn man diesen manchmal nicht direkt erkennen kann.

In dieser Zeit passiert es immer wieder, dass ich plötzlich hemmungslos weine und mein Schicksal betrauere. Vor allem, wenn ich schöne Musik höre. Denn ich weiß ja zumindest theoretisch ziemlich genau, was im Rahmen dieser Erkrankung alles an Beschwerden und Leid auf mich und meine Familie zukommen wird. Manchmal bin ich auf die Diagnose und mein Schicksal richtig wütend und habe auch schon mal bittere Gedanken-Attacken. Aber die dauern meist nicht lange, weil sie mir ja auch nichts nutzen und erst recht nicht guttun! Ich stehe dann irgendwann innerlich auf und weiß, dass ich gern weiterleben möchte. Und zwar mit Freude, mit dem Blick ins Helle und mit dem Kopf nach *oben*.

Bis jetzt war ich immer wieder in der Lage, diese innere Kraft aufzubringen, aufzustehen und weiterzugehen. Werde ich auch im weiteren Krankheitsverlauf die Kraft dazu haben? Werde ich selbstbestimmt die Stärke dazu entwickeln können? Ich weiß es einfach nicht. Für mich ist weiter wichtig, dass ich mich auf das Hier und Jetzt konzentriere, mit einem zuversichtlichen Blick in die Zukunft, obwohl die realistisch betrachtet eine Sackgasse ist. Wenn man dabei zu oft rückwärts in die Vergangenheit zurückblickt, taucht ganz schnell das Ungeheuer „Selbstmitleid" auf. Dann wird es wirklich schwer, den Moment der Gegenwart zu genießen, weil man ständig das Jetzt mit dem Früher vergleicht. Deshalb bemühe ich mich, jeden Tag erneut bewusst wahrzunehmen, mich himmelwärts auszurichten und das zu (er-)leben, was für mich heute im Moment dran ist.

Die Möglichkeit einer Lungentransplantation kommt für mich in dieser Krankheitsphase nach wie vor überhaupt nicht infrage. Die Transplantation mit einer Erfolgsquote von 50 Prozent kann für andere vielleicht eine Option sein, für mich aber nicht, da ich um die vielen möglichen Komplikationen weiß. Diese risikobehaftete Operation auch noch in einer pandemischen Krise durchstehen zu müssen, ist für mich unvorstellbar. Vor meinem inneren Auge stelle ich mir vor, wie ich beatmet auf der Intensivstation liege und „sprachlos" miterleben muss, wie mit mir oder anderen Patienten umgegangen wird. Ich habe einfach schon zu viele extreme Situationen im Krankenhaus erlebt, und mein beruflicher Hintergrund hindert mich deshalb daran, vertrauensvoll und unbedarft in eine derart große Operation einzuwilligen. Das kann und will ich nicht mehr erleben müssen, und ich befürchte, dass ich all dies psychisch nicht durchstehen könnte. Immer wieder bitte ich um eine „himmlische Lunge" oder dass irgendein Wunder geschieht – wie immer das auch aussehen mag.

In der beruflichen Vergangenheit habe ich in Bezug auf den Gesundheitszustand von Patienten tatsächlich immer wieder einmal *wunder*volle Dinge erlebt. Das hört sich vielleicht ein wenig skurril an, aber wir haben manches Mal ratlos im Team am Patientenbett auf der Intensivstation gestanden und gedacht, dass wir aus menschlicher Sicht nichts mehr für den Schwerkranken tun können und dass die Überlebenschancen gleich null sind. Und plötzlich haben sich die Dinge um 180° gedreht, wenn für den Menschen gebetet wurde. Manche Patienten haben sich plötzlich auf wundersame Weise erholt. Ihr Kreislauf hat sich plötzlich stabilisiert, Keime konnten im Rahmen einer Blutvergiftung nicht mehr nachgewiesen werden, und die Menschen wurden plötzlich wieder gesund und konnten auf die Normalstation verlegt werden. In vielen Situationen habe ich erlebt, wie wertvoll es ist, mit Gott auf der Arbeit unterwegs zu sein und die Hoffnung auf Heilung nicht aufzugeben!

In der Zeit auf der Insel passieren mir auch immer wieder wundervolle Dinge, z. B. in Form von besonderen Wolkenbildern. Als mich meine Schwester besucht, ist plötzlich ein großes Wolkenherz am Himmel zu sehen. Wir erleben eine wunderschöne Zeit als Schwestern miteinander und lassen die Tage einfach so dahinlaufen. Wir tun, was uns Spaß macht und wie es uns körperlich gerade möglich ist. Es ist eine ganz besondere „Herzenszeit"!

Von meiner älteren Schwester habe ich in meinem Leben viele Dinge lernen können. Sie hat seit ihrer Geburt eine neurologische Erkrankung und ist deshalb gehbehindert. Mittlerweile sitzt sie nach vielen komplizierten Operationen partiell im Rollstuhl, kann jedoch noch kurze Strecken mit Gehstützen laufen. Seit unserer Kindheit bemühen wir uns, die Ideen, die uns gerade im Kopf „herumspuken", in die Tat umzusetzen.

Wenn wir beiden nun auf der Insel wie zwei Schnecken durch die Gegend kriechen, fällt mir immer wieder ihr schlauer Spruch ein, den sie mir vor vielen Jahren gesagt hat: „Wer langsam geht, sieht mehr vom Weg!" Sie hat einfach die Begabung, die kleinsten Dinge auf dem Weg wahrzunehmen, wertzuschätzen und sich unglaublich darüber zu freuen. Als meine Schwester mit der Fähre wieder abreist, zeichnet sich am blauen Himmel ein zartes Wolkenkreuz ab.

Es ist einfach wundervoll, wie der „Lebensarchitekt" mit seiner sensiblen leisen Stimme immer wieder in unser Leben hineinspricht! Er kann uns in Form von Wolkenbildern, Träumen, besonderen Menschen, Liedern, Texten oder plötzlichen inneren Gewissheiten und Intuitionen seine besonderen „Messages" schicken. Man muss nur seine Herzensohren aufmachen und in die Stille lauschen!

8

Föhrien-Ende

Juli 2020

Zu Beginn des Monats sinken die Infektionszahlen in Deutschland weiter konstant. Die Menschen fahren wieder in den Urlaub. Doch mit den Reiserückkehrern wächst die Sorge vor einer zweiten Corona-Welle.

Ich spüre, dass meine Lungenfunktion sich trotz der gesunden Meeresbrise weiter stetig verschlechtert. An manchen Tagen kann ich erst abends zum Strand gehen, wenn es nicht mehr so heiß ist. Alle körperlichen Anstrengungen sind jetzt zunehmend nur noch wetterabhängig für mich möglich. Bei einer Außentemperatur von über 20 °C brauche ich jemanden, der mich an den Strand begleitet. Allein durch den warmen Sand zu laufen, ist viel zu anstrengend für mich, und ich schaffe es nicht mehr, die Treppenstufen zum Strandzugang ohne Hilfe zu bewältigen. Es hilft mir dann, wenn mich jemand die Treppe hochschiebt. Auch das Schwimmen im Meer klappt nicht mehr wirklich, weil meine Lunge mich im Wasser nicht mehr tragen kann. Früher konnte ich nach tiefem Einatmen einfach nur auf dem Wasser liegen und „schweben“. Jetzt gehe ich unter, auch wenn ich so tief wie möglich eingeatmet habe. Meine Beinmuskeln verbrauchen allein schon beim Hineingehen ins Wasser enorm viel Sauerstoff. Wenn ich dann anfange zu schwimmen, kommt wieder dieser endlose Hustenreiz, sodass ich sehr schnell komplett erschöpft bin und pausieren muss. Wenn dabei noch starker Wind weht und Wellengang ist, habe ich überhaupt keine Chance mehr, vorwärts zu schwimmen. Mein Körper kühlt jetzt schnell aus, meine Haut wird bläulich, und ich muss aus dem Wasser, um mir nicht auch noch eine Erkältung einzufangen.

An einem dieser Sommertage wache ich morgens sehr früh auf. Ich kann nicht mehr weiterschlafen, und sofort turnen gefühlt hundert hellwache Gedankenäffchen in meinem Kopf herum und nerven mich mit tausend tollen Ideen, die ich immer schon irgendwann einmal unbedingt umsetzen wollte. Es ist zum Verzweifeln! Ich befinde mich in einem der schönsten Naturschutzgebiete am Meer und habe noch nie so viel Zeit zur Verfügung gehabt wie gerade jetzt! Ich fühle mich deshalb sehr reich beschenkt. Und meine sportlichen Hobbys Joggen, Schwimmen, Wandern und zügig Fahrrad fahren funktionieren nun nicht mehr. Ich fühle mich eingesperrt in meinem eigenen Körper, der langsam mehr und mehr von innen heraus erstickt.

Um mich selbst abzulenken, raffe ich mich an diesem Morgen auf und schiebe alle dunklen Gedanken beiseite, um an den Strand zu gehen. Einem inneren Impuls nachgebend, ziehe ich unter meiner Kleidung meinen Badeanzug an, obwohl ich ja eigentlich nicht mehr wirklich schwimmen kann. Vorsorglich nehme ich auch ein Handtuch mit, denn vielleicht kann ich ja am Meer ein bisschen Atemgymnastik machen oder noch auf meiner Lieblingsbank die frische Meeresluft inhalieren.

Als ich zum Strand komme, ist es dort komplett windstill. Es ist gerade Flut, und das Meer liegt wie ein glatter, ruhiger Spiegel dicht vor mir. Diese absolute Windstille und die Einsamkeit am frühen Morgen am Strand sind einfach ganz besonders und wunderschön! Ich gehe ganz langsam ins Wasser, um mit meinen Beinmuskeln möglichst wenig Sauerstoff zu verbrauchen. Und es gelingt mir so, an diesem Morgen bei diesen wunderbaren ruhigen Bedingungen ohne starke Strömungen und Wellengang noch einmal ein bisschen im Meer zu schwimmen.

Es ist ein unglaublicher, magischer Moment, und ich genieße das Meereswasser gleichsam in „vollen Zügen". Dies ist

Thalassotherapie pur! Beim Brustschwimmen sind am Horizont die einzelnen Halligen und die Inseln Amrum und Sylt ganz klar wie in einem Scherenschnitt zu erkennen. Wenn ich mich auf den Rücken lege und vom Wasser treiben lasse, kann ich die Möwen und Austernfischer mit ihren Jungvögeln beobachten. Es ist wundervoll! In unmittelbarer Nähe schwimmt plötzlich ganz geruhsam eine Eiderenten-Großfamilie an mir vorbei.

Ich kann es kaum beschreiben, wie glücklich und zufrieden mich solche Erlebnisse machen! Sie sind für mich himmlische Geschenke vom „Architekten“ der sich all dies ausgedacht hat, und es fühlt sich für mich an diesem Tag wie von „oben“ geführt an. Solche Momente trösten mich an Tagen der Verzweiflung. Sie geben mir Kraft und passieren für mich nicht einfach nur zufällig.

Ein anderes wundervolles Erlebnis habe ich eines Nachmittags, als ich am Strand im Sand liege und Zeitung lese. Plötzlich bemerke ich, wie sich über mir ein unglaublich schönes Wolkenbild zu einem riesigen Engel formt. Nachdem ich ihn bestaunt und fotografiert habe, widme ich mich weiter meiner Zeitung. Als ich nach einiger Zeit erneut in den Himmel schaue, schwebt der Engel immer noch unverändert über mir. Erst als ich am frühen Abend nach Hause aufbreche, lösen sich die Wolken plötzlich in ein „Nichts“ auf. Ich habe an diesem Nachmittag das Gefühl, dass ich trotz aller Atembeschwerden und Luftnotattacken behütet bin.

Solche Erlebnisse kann man eigentlich nicht beschreiben. Man muss sie einfach persönlich erleben! In den letzten beiden Wochen kommen mein Mann und später unsere Freunde auf die Insel. Zu viert genießen wir Sonne, Sand, Wind und Meer. Für mich ist klar, dass dies der letzte gemeinsame Urlaub mit Kirsten und ihrem Mann sein wird, wenn nicht noch ein Wunder passiert! Ich rechne damit, dass ich immer stärkere Hustenanfälle und Atemnot bekommen werde, die andere im engen Zusammenleben möglicherweise nicht aushalten und die sie auch überfordern können.

Bei allen Erlebnissen auf der Insel beschleichen mich immer wieder die Gedanken, dass ich diese Idylle nun vielleicht zum letzten Mal hier genießen darf. Ein letzter Besuch in unserem Lieblingsrestaurant, ein letzter Spaziergang bis zur Wyker Fährrinne, ein letztes Mal „Gründelschwimmen" mit meiner Kirsten im Meer. Bei dieser von uns „erfundenen" Schwimmtechnik legen wir uns bäuchlings aufs Wasser und laufen nur mit den Armen vorwärts, ohne Beinschwimmbewegungen zu machen. Dies ist nicht so anstrengend für mich wie gleichzeitig mit Armen und Beinen Schwimmbewegungen zu machen.

Es hilft mir sehr, wenn Kirsten sich bei diesen Aktivitäten meinem Tempo anpasst, denn ich setze mich ja selbst schon genug unter Druck, weil ich immer wieder austesten möchte, was meine Lunge aktuell noch leisten kann. Es hat einmal jemand gesagt, dass meine Freundin wie ein „Schweizer Taschenmesser" ist. Sie birgt so viele gute, unterschiedliche Funktionen in sich und hat für fast alle Herausforderungen des Lebens eine sinnvolle Lösung parat. Sie ist in meinem Fall eine Meisterin darin, immer neue Bewegungsmöglichkeiten trotz meiner Atemnot zu finden, und sie überlegt sich immer wieder ein für meine jeweilige, aktuelle Lungen-Tagesform geeignetes Event. Sie hilft mir auch sehr dabei, mich immer wieder selbst zum Ausdauertraining zu motivieren.

Wenn uns der Wind unterwegs zu heftig entgegenschlägt, darf ich in ihrem Windschatten laufen, oder sie zieht mich an meinen Walkingstöcken hinter sich her, damit es für mich leichter ist und ich Atemluft und Kraft beim Gehen sparen kann. Es berührt mich immer wieder zutiefst, wie viele kreative Gedanken sie und natürlich auch meine Familie sich um mich machen, um mich möglichst lange fit zu halten. Bewegung ist einfach wichtig, damit ich gut abhusten kann und sich Bakterien und Viren nicht in minderbelüfteten Lungenarealen ansammeln und dort Infekte oder eine Lungenentzündung provozieren.

Mit dieser ermutigenden Unterstützung von Familie und Freunden geht meine Zeit auf der Insel langsam zu Ende.

9
Ein letzter medizinischer Heilversuch
August 2020

Die Sommerferien sind vorbei. Langsam geht die Schule in den Bundesländern wieder los. Nun muss fast überall eine Maske getragen werden. Wie von den Virologen prognostiziert, steigen durch die Reiserückkehrer erneut die Zahlen der Corona-Neuinfektionen.

In diesen Wochen bemühe ich mich so gut es geht, auf gewohnte Weise meine Kondition zu halten. Immer wieder höre ich in meinen Körper hinein, um zu verstehen, was er in dieser Phase der Erkrankung benötigt. Ich nehme einerseits auf meine abnehmende Lungenleistung Rücksicht, fordere sie zugleich aber auch regelmäßig durch Bewegung heraus. Mit dem E-Bike fahre ich immer kürzere Touren durch den Wald, praktiziere „Gehschwimmen“ im Freibad, mache immer kleiner und langsamer werdende „Walking-Runden“ mit meiner Freundin, weil mir einfach zunehmend die Atemluft fehlt.

Manchmal frage ich mich dennoch, warum ich mich eigentlich so anstrenge und quäle. Ob es meinem Körper überhaupt noch nutzt, mich immer wieder aufzuraffen, nach draußen zu gehen und dabei erst einmal ewig herumzuhusten? Im Nachhinein merke ich jedoch immer wieder, dass es meiner Lunge und meinem Körper insgesamt guttut, wenn ich sie regelmäßig an meine momentane Leistungsgrenze bringe. Ich kann danach etwas tiefer atmen, bin abends müde und schlafe besser.

Ende August erfolgt erneut turnusmäßig die stationäre Aufnahme in der Uniklinik. Ich habe große Sorge um eine mögliche Covid-Ansteckung, da ich völlig ungeschützt gegen dieses gefährliche Virus bin und es immer noch keinen Impfstoff gibt. Die Lungenfunktion ist ernüchternd. Ich habe nur noch eine Vitalkapazität der Lunge von 39 Prozent. Mein FEV1-Wert liegt bei 0,99. Auf dem Ergometrie-Fahrrad kann ich gerade noch 90 Watt in Bewegung setzen – das ist quasi Leerlauf! Es werden weitere Untersuchungen durchgeführt, die für eine eventuelle Listung bezüglich einer Lungentransplantation noch fehlen. Ich willige in die bevorstehenden diagnostischen Maßnahmen ein, und zwar deshalb, um meiner Familie die Hoffnung auf eine Organtransplantation nicht zu nehmen. Für mich selbst favorisiere ich im Inneren jedoch den palliativen Weg im Hospiz.

Es folgen ein Lungenszintigramm und das PET-CT. Die Ergebnisse sollen zeigen, wie weit die Erkrankung mittlerweile fortgeschritten ist. Sie sollen ebenso klären, ob es inzwischen tumoröse Prozesse in meinem Körper gibt, die sich z. B. durch die starken Medikamente und die chronischen Entzündungsprozesse im Lungengewebe entwickeln können. Ebenfalls soll ein letzter, experimenteller Versuch mit dem Medikament „Metformin" getestet werden. Metformin ist eigentlich ein Antidiabetikum und wird in der Therapie von Diabetes eingesetzt. Studien an Mäusen haben ergeben, dass sich Lungenfibrosierungen unter der Gabe von Metformin in gesundes Lungengewebe umwandeln können. Dies ist jedoch noch nicht am Menschen getestet worden und somit ein letzter Heilversuch der Mediziner, um die Autoimmunprozesse in meinem Körper zu stoppen.

Ich soll nun unter ärztlicher Aufsicht auf ein Antidiabetikum eingestellt werden, obwohl ich überhaupt keinen Diabetes habe. Bislang bekam ich lediglich hoch dosiert Cortison, eine Zeit lang Azathioprin, und es wurde ein Heilversuch mit dem Fibrose-Medikament „Ofev" durchgeführt. Leider waren diese medikamentösen Therapien alle ohne Erfolg. Ich hoffe und bete trotzdem immer weiter, dass mein Arzt im Himmel nun endlich eingreift und ein Wunder geschehen lässt!

Die Ergebnisse der bildgebenden Untersuchungen sind jedoch ziemlich ernüchternd. Die Krankheit schreitet weiter voran, und die Ärzte sind nun mit ihrem Latein am Ende. Ich fange erneut an, mit meinem Schicksal zu hadern, und bin immer wieder sehr verzweifelt. Warum bekomme ausgerechnet ich diese Erkrankung, obwohl ich immer so auf meine Gesundheit geachtet habe? Was habe ich denn verbrochen, dass ich auf diese Weise mit Atemnot so bestraft werde? Was soll ich denn eigentlich bei dieser schicksalhaften Erkrankung lernen? Was hat der „Himmelsarchitekt" nun mit mir vor, und was soll hier meine Aufgabe bei dieser Erkrankung mit einer solchen Prognose sein? Ich bin untröstlich und bekomme von ihm lange Zeit keine Antwort.

Als ich eines Nachts vor lauter Grübeln nicht schlafen kann, zappe ich durch den Fernsehkanal. Ich bleibe bei einem Beitrag hängen, in dem eine Tetraplegikerin von ihrem Schicksal erzählt. Sie hat zusätzlich zu ihrer Ganzkörperlähmung einige Zeit später auch noch Blutkrebs bekommen und sich ähnliche Fragen gestellt wie ich selbst momentan. Sie erzählt in ihrem Fernsehinterview von ihren dunklen Gedanken und dem Dialog mit Gott. Sie berichtet, dass sie bei ihren schicksalhaften Erkrankungen vier Dinge gelernt hat:

1. Es ist wichtig anzuerkennen, dass man im Leben nicht alles mit dem Verstand begreifen kann.
2. Durch Erkrankungen oder Schicksalsschläge soll der Mensch noch mehr Vertrauen in Gott entwickeln.
3. Durch die Vertrauensentwicklung wird der persönliche Glaube vertieft. Gott zieht dadurch jeden einzelnen Menschen noch einmal näher und enger an sich heran.
4. Man soll den Gegenspieler Gottes („dunkle Macht", Teufel) jeden Tag so richtig ärgern, indem man einfach nur glücklich ist!

Die Sichtweise dieser starken Frau beschäftigt mich in den folgenden Wochen sehr. Sie passt irgendwie in mein eigenes Konzept der inneren Haltung meiner Erkrankung gegenüber, und ich denke viel über ihre vier Schritte im Umgang mit schicksalhaften Situationen nach.

Eigentlich bin ich schon immer mit den schweren Dingen, die mir im Leben widerfahren sind, so ähnlich umgegangen. Mein Motto war bislang immer, es sich in schlimmen Situationen so schön und leicht wie nur eben möglich zu machen. In meiner morgendlichen „stillen Zeit" frage ich deshalb immer wieder im Himmel nach, was ich mit dem neuen Tag anfangen soll, damit der Tag ein glücklicher und sinnhafter Tag wird. Welchen Menschen könnte ich heute Unterstützung geben oder eine Freude machen? Welche Aufgaben sind für mich relevant und welche gar nicht?

So besuche ich z. B. in diesen Wochen immer wieder Freunde und unsere (Schwieger-)Eltern, verwöhne meine Lieben mit kleinen Aufmerksamkeiten. Regelmäßig lade ich sie zum Essen ein, und wir kochen uns das, womit uns unsere Mutter in Kindertagen verwöhnt hat. Wir unternehmen kleine Ausflüge und genießen das Leben, so gut es mit meiner eingeschränkten Lungenfunktion noch möglich ist und es auch die aktuelle Pandemielage zulässt.

Die Wochen vergehen, und wie erwartet steigen die Inzidenzzahlen weiter an. Ich verabrede mich trotzdem noch einmal mit meinen Kölner Kommilitoninnen, schenke ihnen alle meine Unterrichtsvorbereitungen und sämtliche Fachbücher, denn ich werde sie ja nie wieder benutzen. Ich habe dabei die Hoffnung, dass meine Unterlagen ihnen vielleicht im Unterricht Unterstützung und Anregungen geben können. Es ist für mich eine weitere schmerzliche Übung, nun so vieles abzugeben und loszulassen!

In dieser Zeit fällt mir folgender Spruch wieder ein, den ich einmal auf einer Trauerkarte gelesen habe: „Loslassen kostet weniger Kraft als Festhalten, und dennoch ist es schwerer."

10
Bewegungsressourcen mit Atemnot
September – Oktober 2020

Der Herbst macht mir auch in diesem Jahr aufgrund der Pilzsporen im Wald sehr zu schaffen, und durch die Schimmelpilzallergie wird die Luftnot noch verstärkt. Trotz aller Risiken entscheiden wir uns noch einmal, spontan für zehn Tage nach Föhr zu fahren, da die Inzidenzzahlen in Schleswig-Holstein momentan relativ niedrig sind. Mittlerweile kann ich nur noch mithilfe des Sauerstoffkonzentrators zeitlich eng begrenzt unterwegs sein. Immer wieder überlegen wir uns neu, wie ich mich mit den mir gegebenen Möglichkeiten und trotz Atemnot weiterhin irgendwie körperlich fit halten kann. Kurze Distanzen auf ebener Strecke kann ich etwa eine knappe Stunde lang noch zu Fuß bewältigen. Trotzdem bin ich immer noch nicht bereit, mir auch auf der „platten Insel“ ein E-Bike auszuleihen. Ich möchte möglichst lange dem vorzeitigen Muskelabbau durch maximale Beanspruchung konditionell entgegenwirken. Außerdem fahre ich viel lieber mit meinem alten Fahrrad und lasse mich von meinem Mann ein bisschen beim Fahren mitziehen, wenn der Gegenwind für mich zu stark ist, indem er mich am Rücken hält. So hat er das früher bei unseren Kindern gemacht, als sie noch klein waren und keine Kraft mehr zum Radeln hatten. Es ist für mich einfach wichtig, auf diese Weise die Dehnungsfähigkeit der Lunge möglichst lange aufrechtzuerhalten.

Natürlich wäre es einfacher, mich mit O_2-Brille aufs Sofa zu legen und den Sauerstoff hochzudrehen, um möglichst wenig Atemnot oder Hustenreiz zu haben. Ich weiß jedoch, dass an der frischen Luft in Kombination mit Ausdauertraining meine Atmung effektiver gefordert wird als nur bei leichten Bewegungsübungen in der Wohnung. Dadurch kann ich effizienter abhusten. Deshalb kämpfe ich immer wieder gegen mich an und gehe nach draußen, weil ich weiß, dass sich der Hustenreiz nach etwa einer halben Stunde beruhigen wird und ich dann in meinen Ausdauermodus komme.

Am leichtesten fällt es mir, in der Natur zu atmen, wenn die Temperatur zwischen 10 und 22 °C liegt. Alle Temperaturen darüber oder darunter provozieren einen noch stärkeren Hustenreiz und somit noch mehr Anlaufschwierigkeiten bei Ausdauerbewegungen. Es ist für mich von unschätzbarem Wert, dass mich mein Mann und meine Freundin immer wieder zu Außenaktivitäten ermuntern, unterstützen und begleiten. Sie haben dabei unendlich viel Geduld und müssen unterwegs immer wieder warten, bis die Hustenattacken aufhören und ich endlich weitergehen kann.

Als wir von Föhr zurück sind, teste ich unterschiedliche Home-Crosstrainer, um auch in der kommenden Winterzeit im Haus in Bewegung bleiben zu können. Ich merke schnell, dass auch die Bewegungen auf einem Crosstrainer bereits viel zu anstrengend für mich sind. Mein Puls schnellt in die Höhe, und die Sauerstoffsättigung fällt rapide ab. Ich muss mein Trainingslevel noch weiter herunterschrauben und beginne nun regelmäßig mit Online-Sitzgymnastik im Wohnzimmer. Andere Möglichkeiten habe ich leider nicht, da alle Fitnesscenter weiter geschlossen bleiben und auch die ärztlich verordnete Physiotherapie außer Haus ein zusätzliches Infektionsrisiko für mich darstellen würde. Ich stelle mich auf kontaktarme, dunkle Wintermonate ein und hoffe, dass dabei mein Körper, mein Geist und die Seele in der Balance bleiben.

11
Trauerfeier-Rezept
November 2020

Der November 2020 ist ein grauer, nebelverhangener Monat. Dennoch freue ich mich auf die gemütliche vorweihnachtliche Zeit in den kommenden Wochen. Endlich kann ich die Dinge zu Hause erledigen, auf die ich bei sonnigem Wetter einfach keine Lust und die ich vor mir hergeschoben habe. Passend zur dunklen Jahreszeit beschäftige ich mich momentan mit dem Update meiner Patientenverfügung. Um meiner Familie Entscheidungen abzunehmen, schreibe ich meine komplette Beerdigungsfeier wie ein Kochrezept auf, damit sie sich daran orientieren kann. Ich halte schriftlich fest, welche Kondolenzkarten an wen verschickt werden sollen und welchen Sarg, welche Blumen und welchen Grabstein ich gern hätte. Ich lege fest, welches Beerdigungsinstitut angerufen, welche Kleidungsstücke man mir anziehen und in welchem Rahmen die Nachfeier stattfinden könnte, wenn die Pandemie es erlaubt. Ich möchte durch mein Beerdigungsrezept meiner Familie den Abschied so leicht wie möglich machen. Sie sollen keine zusätzliche Kraft in diese organisatorischen Dinge stecken müssen.

Ich überlege auch, ein Erinnerungsbuch oder Video nicht nur für meine Kinder, sondern auch für meine (eventuell) zukünftigen Enkelkinder erstellen zu lassen. Weil ich dieses Projekt neben dem Schreiben meines Buches nicht mehr umsetzen kann, nehme ich Kontakt zu einem Projekt für Eltern mit unheilbaren Erkrankungen auf. Ich wäre doch so gern auch einmal Großmama geworden und werde ja meine Enkel nicht mehr kennenlernen.

Leider werden Erinnerungsfilme und Bücher nur für Eltern mit ganz kleinen Kindern unterstützt, sodass ich mir etwas anderes überlege. Ich male mit Aquarellfarbe persönliche Geburtstagskarten und formuliere für jeden meiner Liebsten noch einmal zusammenfassend, was ich an der jeweiligen Beziehung so wertgeschätzt habe. Dies ist ein besonders schmerzlicher Schritt im Prozess des Abschiednehmens von meiner Familie und meinen Freunden. Ich werde die Karten Kirsten geben, damit sie sie an den Geburtstagen im ersten Jahr nach meinem Ableben überreichen kann.

In meinem Leben steht nun für mich noch einmal mehr der Aspekt von Lebensqualität im Vordergrund. Mir ist es sehr wichtig, *wie* ich tatsächlich den Moment erlebe und *wie* ich die verbleibende Lebenszeit genießen kann. Unter einem erfüllten Leben verstehe ich nicht eine maximale Aneinanderreihung möglichst vieler Lebensjahre. Wenn ich so auf die schönen Dinge in meinem Leben zurückschaue, glaube ich, dass es einen spezifischen Plan geben *muss*, den sich der „Architekt" im Himmel für mich ausgedacht hat. Deshalb bemühe ich mich trotz allem, jeden Tag als ein Geschenk anzunehmen, und hoffe weiter auf ein Wunder.

Bei diesen Gedanken staune ich immer wieder über das Wunderwerk von Anatomie und Physiologie. Die Ähnlichkeiten der anatomischen Strukturen des Menschen mit denen der Natur sind wirklich frappierend! So haben beispielsweise die wellenförmigen Sandablagerungen im Wattenmeer eine Ähnlichkeit mit den Krypten des Dickdarms (schlauchförmige Einsenkungen des Dünndarm- und Dickdarmepithels). Oder wenn man sich genauer das Lungenparenchym (die Epithelzellen, die die Alveolarwände auskleiden und dem Gasaustausch dienen) anschaut, kann man eine ähnliche architektonische Bauweise wie bei den Blättern von Bäumen erkennen.

Und auch die Physiologie ist ähnlich konstruiert, denn Bäume können ja ebenso „atmen", wie Menschen und Tiere das tun. Ich finde den physiologischen Plan des „Architekten“ einfach genial und auch tröstlich, denn egal, welches Organ des Menschen auch immer lebensbedrohlich erkrankt ist und akut ausfällt, man verliert dabei immer ziemlich schnell sein Bewusstsein. Bei einem Herzstillstand ist der kardiogene Schock die Folge. Beim Ausfall der Bauchspeicheldrüse wird sich ein diabetisches Koma entwickeln. Und beim Lungenversagen kommt es im Rahmen des Atemstillstandes zur hypoxischen Synkope (Bewusstseinsverlust) aufgrund der Sauerstoffunterversorgung des Gehirns. Ich vermute, dass ich aufgrund der Chronifizierung meiner Lungenerkrankung hoffentlich viel schneller pulmonal entgleisen und auch zügiger versterben werde, je schlechter meine Lungenfunktion in der Finalphase der Fibrose ist.

Vielleicht hört sich dies düster an, aber dieses Wissen tröstet mich in gewisser Weise. Letztendlich vertraue ich darauf, dass auch an meinem Lebensende für mich aus dem Himmel entschieden wird, was gut für mich ist. In diesen Novemberwochen lasse ich Schritt für Schritt meine Erwartungen los, dass mir noch etliche weitere Lebensjahre geschenkt werden.

12
Hotspots
Dezember 2020

Am dritten Advent muss ich trotz der brisanten Corona-Lage wieder zur stationären Kontrolle in die Uniklinik. In den Nachrichten wird veröffentlicht, dass die Universitätsstadt momentan ein Corona-Hotspot ist. Entsprechend angespannt und verunsichert komme ich dort an.

Die Lungenfunktionsuntersuchung ergibt, dass ich seit Ende September weitere 11 Prozent der Vitalkapazität verloren habe und mittlerweile noch 28 Prozent des Lungengewebes funktionieren. Im 6-Minuten-Geh-Test kann ich soeben noch 400 Meter mithilfe des Sauerstoffkonzentrators (Stufe fünf) zurücklegen. Als mir meine Lieblings-Laborassistentin Monika den Ausdruck der Untersuchungsergebnisse reicht, hat sie Tränen in den Augen.

Trotz des schlechten Ergebnisses tut es mir gut, eine persönliche Regung beim Personal wahrzunehmen. Monika ist eine der wenigen Mitarbeitenden, die mich nach mehr als vier Jahren Behandlung im Klinikum in der wartenden Menschenmenge mit Gesicht und Namen kennt und auch persönlich anspricht. Sie behandelt mich nicht wie eine „Nummer" und hat eine besondere Begabung, mit schwerstkranken Menschen umzugehen. Sie gibt der Lungenfunktionsabteilung der Uniklinik ein menschliches Gesicht. Monika ist sehr fachkompetent und eine unglaublich empathische Frau. Während der Lungenfunktionsuntersuchungen wartet sie meine Hustenattacken immer geduldig ab und lässt zwischen den anstrengenden Atemmanövern Atempausen zu, obwohl sich die Patienten im Wartebereich manchmal stapeln und sie dafür eigentlich definitiv keine Zeit hätte. Sie hat die besondere Fähigkeit, sich über noch so kleine positive

Veränderungen sehr mitfreuen zu können. Wir haben trotz der Zeitknappheit immer wieder gute, kurze Gespräche während der Untersuchungen und sprechen über die Möglichkeit einer Lungentransplantation und den Weg der Palliativtherapie. Der fachliche Austausch mit ihr gibt mir starken Halt, und ich bin immer sehr froh, wenn sie Dienst hat. Sie ist in der Abteilung für mich eine „Lichtgestalt" und wirklich ein menschlicher Engel!

Neben der Atemnot leiden Betroffene auch unter verschiedenen Atemgeräuschen, die nur sie selbst permanent wahrnehmen. Bei der Untersuchung von Lungenerkrankungen durch Abhören sind häufig typische Atemgeräusche zu hören, die in entsprechenden Fachbüchern mit den Begriffen „giemen", „pfeifen" und „brummen" abgehandelt werden. Bei Fibrose-Patienten ist ein besonderes Atemgeräusch, ein sogenanntes „trockenes Knisterrasseln", zu hören, das sie Tag und Nacht nicht zur Ruhe kommen lässt. Man nennt es in der Fachsprache auch „Sklerophonie" oder auch „Sklerosiphonie".

13
Leben auf der Intensivstation quergedacht

Anfang Januar 2021

Es ist Januar, und es hat geschneit. Unser Dorf sieht wunderschön aus in diesem schneeweißen Winterkleid. Ich bin traurig und sehr besorgt, da ich heute ohne jeden Covid-Impfschutz erneut in die Uniklinik gebracht werden muss. Die Universitätsstadt ist seit circa vier Wochen Hotspot. Ich bin hin- und hergerissen, ob ich bei den vorherrschenden Inzidenzzahlen als ungeimpfte Risikopatientin erneut das Risiko der stationären Aufnahme eingehen soll.

Dennoch ist mir klar, dass ich mittlerweile die Maskenbeatmung unterstützend dringend benötige, da sich tagsüber die Atemhilfsmuskeln sehr schnell erschöpfen und ich nachts jetzt zunehmend Atemaussetzer habe. Die chronische Sauerstoffunterversorgung würde mit der Zeit auch alle anderen Organe meines Körpers schädigen.

Diesen Zustand der Sauerstoffminderversorgung bemerke ich daran, dass ich mich schon morgens nach dem Aufwachen wie „gerädert" fühle. Ich habe dann den Eindruck, dass mein „Körperkraft-Akku" über Nacht quasi nur maximal „einen Balken" aufgeladen hat. Schon nach der kleinsten Anstrengung kann ich nur noch oberflächlich und flach hechelnd atmen. Selbst kurze Strecken im Haus sind für mich nicht mehr in normalem Schritttempo möglich. Ich bewege mich nur noch sehr langsam vorwärts und muss immer wieder anhalten und mich hinsetzen, ausruhen und mich wieder „hochatmen". Es fühlt sich so an, als wenn einem immer wieder der „Hauptschalter" der Energie- und Kraftquelle ausgeschaltet wird.

In dieser Phase der Erkrankung baue ich möglichst viele kraftsparende Hilfsmittel in meinen Alltag zu Hause ein. Ich lege an jede obere Treppenstufe im Haus Sitzkissen und lasse in jeder Etage einen Stuhl im Flur aufstellen, um zwischendurch Pausen einlegen zu können und um bei Schwindelattacken einem Sturz vorzubeugen. In der Küche steht nun mein Schreibtischstuhl, damit ich mich beim Arbeiten setzen kann, da allein schon das Stehen sehr viel Sauerstoff in den Muskeln verbraucht.

An diesem verschneiten Tag schaue ich aus dem Fenster und sehe endlich einmal wieder Kinder, die mit ihren Schlitten und

Bobs auf den Wiesen unterwegs sind. Es ist so schön, mit anzusehen, dass jetzt in der Pandemie Eltern mit ihren Kindern wieder mehr Zeit in der Natur verbringen. „Lockdown sei Dank", könnte man meinen. Am liebsten würde ich jetzt auf den Speicher klettern und meine Langlaufski auspacken, um mir selbst eine Loipe im Wald zu ziehen.

Stattdessen denke ich mir ein für mich und meinen Mann geeignetes lungengerechtes Sportabenteuer aus. Wir fahren im Auto zu einem Waldparkplatz, an dem ich allein aussteige und auf ebener Strecke loslaufe. In der Zwischenzeit fährt Michel mit dem Auto ins nächste Dorf, das talwärts gelegen ist, und parkt dort unser Auto. Er läuft mir von dort am Berg entgegen, und wir genießen dann bergab mit Walkingstöcken gemeinsam die wunderschöne Schneelandschaft.

Mir ist es völlig egal, wohin wir gehen. Wichtig ist für mich nur, dass wir gemeinsam in dieselbe Richtung gehen und nicht stehen bleiben! Ich bin immer wieder überrascht und zutiefst berührt, wie ruhig, treu, tapfer und geduldig mein lieber Mann meine körperlichen Defizite mitträgt! Momentan sind nur noch Bergabrouten für mich möglich. Vor allem, wenn die Luft draußen so kalt ist, habe ich noch mehr Unterbrechungen durch Hustenreizattacken. Mit meinem Sauerstoffkonzentrator (Stufe fünf) kann ich je nach Tagesform manchmal noch ein relativ normales Schritttempo bergab gehen. Aufgrund der kalten Witterung bin ich nur noch etwa 45 Minuten unterwegs, weil der Prong des Sauerstoffschlauches die Nasenschleimhaut aufgrund der Kälte und Feuchtigkeit stark reizt.

Um Entzündungen und Infekte im oberen Respirationstrakt (Atmungsapparat) zu vermeiden, lege ich besonderes Augenmerk darauf, die Naseninnenwände regelmäßig zu pflegen. Ist diese Schleimhaut erst einmal defekt, kann sich leicht daraus ein

Infektionsflächenbrand entwickeln. Deshalb versorge ich vor Beginn der Aktivitäten im Wald und auch immer wieder zwischendurch meine Nasenschleimhaut mit einer Panthenolsalbe. Als sehr effizient und praktisch hat sich die Anwendung dieser Salbe auch über Nacht erwiesen. Dies ist insbesondere auch im Hinblick auf die Langzeitversorgung mit dem (extrem kalten) Flüssigsauerstoff wichtig, die demnächst sicherlich auch bei mir erforderlich sein wird.

Als mein Mann mich abends nach unserem wunderschönen Ausflug in der Schneelandschaft in die Uniklinik bringt, habe ich das Gefühl, in einem unwirklichen Traum unterwegs zu sein. Ich sage zu ihm: „Gleich wache ich auf, und dann ist dies alles nur ein böser Traum gewesen!"

„Das wäre schön!", sagt Michel und nimmt meine Hand. Ich bin so froh, dass er an meiner Seite ist und ich mich ohne viele Worte von ihm verstanden und geliebt fühle. Es ist so beruhigend, wenn er einfach nur da ist. Ich weiß, dass der letzte medikamentöse Heilversuch nichts bewirkt hat und ich aus medizinischer Sicht jetzt „austherapiert" bin. Für ein mögliches Weiterleben bleibt mir jetzt nur noch der Weg einer Lungentransplantation.

Alle Ärzte haben mir in den letzten Gesprächen dazu geraten, diese Option und Chance zu ergreifen. Dennoch denke ich immer wieder, dass es als „Nichtbetroffener" leicht ist, von der Möglichkeit einer Transplantation zu sprechen. Aber viel schwerer ist es, sich dafür wirklich zu entscheiden, wenn man aus der beruflichen Praxiserfahrung heraus erahnen kann, was an Komplikationen auf einen zukommen kann.

Tag und Nacht kreisen meine Gedanken um dieses Thema und die anstehende Entscheidung. Letztendlich hoffe ich immer noch, dass irgendein Wunder passiert. Bei allem Abwägen der

Vor- und Nachteile komme ich immer wieder an den Punkt, mich vertrauensvoll wie ein Kind in Gottes Hände fallen zu lassen und abzuwarten, was sein Plan für mich sein wird.

Die Corona-Testung in der Uniklinik erfolgt diesmal schon auf dem Flur vor dem Stationseingang. Kein Patient darf jetzt mehr die Lungenstation betreten, wenn er nicht vorher getestet ist! Ich verabschiede mich von meinem Mann und warte lange auf die Krankenschwester, die mich testen will. Nach dem negativen Testergebnis darf ich endlich auf der Station „einchecken". Ich bin erleichtert, da ja selbst das Warten auf den langen Fluren bereits ein erhöhtes Infektionsrisiko für lungengeschädigte Patienten darstellt. Am nächsten Morgen wird nach der Visite beschlossen, dass ich die Maskenbeatmung zur eigenen Sicherheit nicht auf der Lungenstation, sondern auf der Intensivstation erlernen soll.

Da ich mittlerweile aufgrund der eingeschränkten Lungenfunktion nicht mehr tief sediert werden kann, möchten die Ärzte die geplanten Untersuchungen ebenfalls intensivmedizinisch überwachen, um bei Zwischenfällen schnell reagieren zu können. Es sollen jetzt die letzten Voruntersuchungen für die Lungen-Transplantation durchgeführt werden, damit ich danach zeitnah bei Eurotransplant gelistet werden kann. Jetzt wird es also wirklich ernst!

Obwohl ich mir auf diese Weise den Weg der Transplantation (für meine Familie!) offengehalten habe, glaube ich selbst nicht (mehr) daran, dass ich in dieser pandemischen Krise überhaupt die Chance habe, ein Spenderorgan zu bekommen. Es herrscht doch momentan überall die Angst, aufgrund von Covid könne man selbst lungenkrank werden. Die Menschen sind mit ihren eigenen Problemen beschäftigt, und die Organspendethematik steht bei vielen nicht oben auf der Agenda. Dennoch gebe ich die

Hoffnung auf ein Wunder oder vielleicht sogar auf eine „Spontanheilung“ nicht auf.

In dieser Zeit besteht momentan striktes Besuchsverbot. Ich bin mit meinen Gedanken viel allein unterwegs und deshalb oft im Dialog mit meinem „architektonischen Freund“ im Himmel. An einem verzweifelten Abend schaue ich zufällig einen Filmbeitrag, in dem ein leukämiekranker junger Mann von seinen inneren „Verhandlungen“ mit Gott berichtet. Mit seinem Schicksal hadernd, verspricht er im Gebet, wenn er geheilt würde, werde er allen Menschen von den Wundertaten Gottes erzählen. Daraufhin fragte Gott ihn: „Warum willst du erst *nach* der Heilung von meinen Wundern erzählen und fängst nicht sofort damit an?“ Der junge Mann stutzt und diskutiert weiter mit Gott. Er könne nicht verstehen, warum ausgerechnet er an einer so schlimmen Krankheit leiden muss. Daraufhin antwortet ihm Gott: „Weil ich *dir* diese Erkrankung zutraue!“

Dieser Beitrag macht mich nachdenklich, und diese Perspektive von unserem „Himmelsarchitekten“ beschäftigt mich sehr. Vielleicht müssen wir Menschen wirklich in Bezug auf Heilung lernen, weiter als nur bis zum Lebensende zu denken? Gott denkt offensichtlich viel weiter nach vorn und darüber hinaus. Wenn man es genau überdenkt, fängt das Leben, also die „Ewigkeit“, ja eigentlich im Hier und Jetzt schon an. Somit ist für mich das Positive an meiner schleichenden chronischen Erkrankung, dass ich viel mehr Zeit habe, mich von allem, was ich liebe, zu verabschieden.

Denn nicht jeder bekommt im Leben die Chance, alt werden zu dürfen. Das habe ich besonders häufig in den Einsätzen der Notfallseelsorge erlebt. Viele Menschen werden plötzlich aus ihrem Leben gerissen und können nicht mehr bewusst Abschied nehmen. Ich habe die Zeit dazu und kann mich schrittweise und ruhig von meinen Lieben verabschieden. Das ist sozusagen ein möglicher „Vorteil", der im Rahmen einer chronischen Erkrankung verborgen ist. Vielleicht liegt ja darin der Segen für mich?

In dieser Zeit lese ich immer wieder die vielen Wundergeschichten in dem Buch der Bücher (der Bibel), denke viel darüber nach. Ich bin erstaunt, wie viele heilsame Wunderstorys darin beschrieben sind, und spreche mit meinen Lieben darüber. Bin ich vielleicht naiv, in meiner ausweglosen Situation immer noch an Wunder zu glauben? Habe ich die Ernsthaftigkeit der Lage nicht wirklich im Blick? Es hat einmal jemand gesagt, dass Wunder meist dann passieren, wenn man selbst schon nicht mehr wirklich daran glaubt! Ich rechne innerlich tatsächlich (fast) auch nicht mehr damit.

Bei meinem stationären Aufenthalt in der Uniklinik mache ich in diesen Wochen „Atem beraubende" Erfahrungen, die ich bislang nur aus der Krankenschwester-Perspektive kannte. Ich soll von der pulmologischen Station auf die Intensivstation umziehen. Weil ich unter der FFP2-Maske noch weniger Luft bekomme, werde ich im Rollstuhl dorthin gefahren. Es ist schlimm für mich, wahrzunehmen, dass ich aufgrund von Atemnot nun auch nicht mehr genügend Kraft habe, einen so kurzen Weg mit einer FFP2-Maske eigenständig zurückzulegen, obwohl meine Beine gesundheitlich dazu in der Lage wären! Diese Erfahrung, im Rollstuhl gefahren werden zu müssen, macht mich einerseits sehr traurig. Andererseits bewundere ich umso mehr alle Rollifahrer (allen voran meine geduldige Schwester), die jeden Tag ihren Alltag in der sitzenden Perspektive bewältigen!

Für Lungenkranke ist die Notwendigkeit einer Sauerstofftherapie oder der Maskenbeatmung ein extremer Einschnitt ins Leben. Auf der Intensivstation angekommen, werde ich durch die vielen neuen Eindrücke und Personen komplett „erschlagen“. Nach fast einem Jahr der sozialen Isolation bin ich so viele Menschen nicht mehr gewohnt. Dank der sensiblen und unterstützenden kommunikativen Fachexpertise des Intensivpersonals lerne ich schnell den Umgang mit der Maskenbeatmung.

Weil ich durch die Atemmaske schon nach kurzer Zeit eine Druckstelle auf dem Nasenrücken habe, muss nun eine Ganzvisiermaske bestellt werden. Sie umschließt Mund-, Nasen- und Augenpartie und ist ähnlich groß wie eine Skibrille. Viele Patienten, die unter Atemnot leiden, bekommen unter einer solchen Maske Beklemmungen und Platzangst. Wie gut, dass ich im Kopf mit meiner Fantasie „Parallelwelten“ abrufen kann.

Wieder einmal bin ich sehr froh, dass vor allem unser Vater in der Kindheit unsere Fantasiefähigkeit sehr gefördert hat. Als leidenschaftlicher Grundschulpädagoge hat er uns Kindern stundenlang Bücher vorgelesen und in der Natur mit uns gespielt. Im Wald wurden durch seine „Imaginationsspiele“ die Tannenbäume plötzlich zu einem Zelt, Tannenzapfen zu Grillwürstchen, die wir an einem „Fantasie-Lagerfeuer“ grillen konnten, ohne uns dabei zu verbrennen. Ebenso hat er mir auch seine Freude am Schwimmen, Joggen und Wandern weitergegeben. Deshalb fällt es mir leicht, mich immer wieder in unterschiedliche Parallelwelten zu flüchten.

Wenn ich nun die „Skibrille“ aufziehen muss, stelle mir vor, dass mir ein starker Wind der Südtiroler Berge um die Nase weht. Das lässt mich ruhiger und entspannter atmen, und ich kann die vorgegebenen Beatmungsparameter und den enormen Luftflow besser tolerieren und zulassen. Es ist eine ganz besondere Übung, trotz Atemnot unter einer Maske entspannt zu sein und so tief wie möglich weiterzuatmen. Gerade die ersten 20 bis 30 Atemzüge fühlen sich an, als wenn man mit dem „Kopf unter Wasser“

gedrückt wird. Da gilt es, Ruhe zu bewahren und nicht hektisch oder panisch zu reagieren. Besonders hilfreich ist es dann für mich, wenn jemand bei mir ist oder ich mich mit Musik ablenke. Und ich bete darum, dass es sich nicht so bedrohlich anfühlt.

Neben der Maskenbeatmung sind in dieser Woche die letzten fehlenden Untersuchungen für eine Transplantationslistung geplant. Nicht nur mein Körper, sondern auch Geist und Seele werden von den Ärzten „auf links gekrempelt“. Ich werde von zwei Psychologen in unabhängig voneinander stattfindenden Gesprächen geprüft, ob ich psychisch überhaupt für eine solche OP geeignet und seelisch stark genug bin. Man befragt mich zur persönlichen Einstellung zum Leben und zur Organtransplantation. Parallel dazu werde ich für eine Linksherz-Katheteruntersuchung und eine Darmspiegelung vorbereitet. Alle anderen Untersuchungen (z. B. Rechtsherz-Katheter, CT-Lunge, Lungenszintigrafie) sind in den letzten dreieinhalb Jahren bereits diagnostisch durchgeführt worden, sodass die Ergebnisse noch aktuell sind und für die Listung mit „angerechnet“ werden können.

14
Die Samuel-Koch-Brille

Mitte Januar 2021

Seit einer Woche bin ich nun wieder zu Hause. Die Eindrücke vom Klinikaufenthalt inmitten des Pandemiegeschehens wirken noch nach, und ich freue mich an den vielen kleinen, alltäglichen Glücksmomenten des Lebens! Wie schön ist es, morgens einen heißen Latte macchiato trinken zu dürfen, wann immer ich es mag. Mit viel Milchschaum und einem Kakao-Smiley! Ich bin so froh, dass ich wieder jederzeit das Fenster öffnen darf, wenn ich starke Atemnot habe, ohne Rücksicht auf Mitpatienten nehmen zu müssen.

Es ist so schön sauber zu Hause, vor allem im Bad. Ich kann barfuß überall umhergehen und muss keine Angst vor Krankenhauskeimen haben. Es gibt vor allem keine Klimaanlage, die permanent kalte Luft ausströmt und wie eine weitere „Keimschleuder" wirkt und die zusätzlichen Hustenreiz bei mir auslöst. Ich empfinde es als ein Riesengeschenk, dass ich vertraute Menschen um mich habe, bei denen ich so sein kann, wie ich mich wirklich fühle. Mein „Family-and-friend-Support" zu Hause ist unglaublich!

Wir treffen uns zum Döneressen, so wie es die Coronaverordnung erlaubt, und unsere Tochter bringt frisch gebackenen Käsekuchen mit. Der normal gelebte Alltag hilft mir sehr und ist nach den Erlebnissen auf der Intensivstation sehr heilsam für mich.

Meine Familie möchte wissen, was sie in einer Atemnot-Notfallsituation konkret berücksichtigen und tun müssen. In dieser Phase der Erkrankung achte ich darauf, die Menschen, mit denen ich noch regelmäßig Kontakt habe, im Umgang mit meinen Hustenanfällen und der Atemnot nicht zu überfordern. Ich weiß, dass sie sich manchmal nicht trauen, von ihren eigenen Belastungen und Ängsten zu sprechen, weil sie sie in Anbetracht meiner Situation als „lapidar" empfinden. Dazu kommen die Befürchtungen, dass sie im Umgang mit mir etwas falsch machen könnten, und sie merken, dass sie bei den starken Hustenanfällen eigentlich nicht helfen können. Sie können „lediglich" bei mir sein und dafür sorgen, dass mein Sauerstoffschlauch nicht verrutscht.

Und das ist sehr viel! Deshalb erkläre ich kurz den Besuchern, die mich längere Zeit nicht erlebt haben, was bei einer starken Hustenattacke krankheitsbedingt geschieht. Und dass ich gelernt habe, mit der damit einhergehenden Atemnot umzugehen.

Ich spreche sie auch auf ihre möglichen eigenen Ängste im Umgang mit mir an. Die können ja bei jedem Einzelnen ganz unterschiedlich sein. Dabei versuche ich offen mit den Herausforderungen der Erkrankung umzugehen. Ich erkläre, was mir in Situationen der Atemnot hilft und wie sie mir dann Unterstützung geben können. Deshalb „proben wir im Familienteam die effektive Vorgehensweise bei einem Husten- und Atemnotanfall. Allein das Handling mit dem 15 Meter langen Sauerstoffschlauch an unterschiedlichen Orten im Haus ist eine praktische Übung wert. Bis wohin reicht der Schlauch in unserem Haus mit drei Etagen? Ziel dieser „Übungen“ ist es, vorhandene Ängste abzubauen und meiner Familie Handlungsfähigkeit zu vermitteln, damit sie nicht bei jeder Atemnotattacke den Notarzt rufen müssen.

Ich habe den Eindruck, dass es für sie hilfreich ist, wenn sie mit den unterschiedlichen Sauerstoffgeräten und dem Pulsoxymeter umgehen können und auch wissen, wie sie mich am sinnvollsten während einer Attacke zielgerichtet positionieren können. Denn während eines Hustenanfalls kann ich häufig nicht mehr sprechen oder reagieren. Ein Restrisiko bleibt jedoch. Trotz eingeübter und ruhiger Begleitung in diesen extremen Situationen der Atemnot besteht die Möglichkeit, dass ich durch Sauerstoffmangel in tiefe Bewusstlosigkeit abgleite und möglicherweise auch dabei versterbe.

Um meiner Familie zusätzlich fachliche und juristisch abgesicherte Unterstützung zu geben, habe ich mittlerweile den Kontakt zum Palliativnetzwerk, zum ambulanten Hospizdienst und dem ansässigen Pflegedienst hergestellt. Zum einen hat meine Familie dadurch die Möglichkeit, den einzelnen „Profis" der jeweiligen Institutionen die Fragen zu stellen, die für sie selbst relevant sind, ohne dass ich dabei bin. Zum anderen lernen sie diese professionellen Möglichkeiten der externen Unterstützung vorab kennen, falls ihnen ein Zusammenleben mit mir zu viel wird. Für den Notfall haben wir jetzt fachärztlich angeordnete Notfallmedikamente im Haus, die mir meine Angehörigen (somit juristisch abgesichert) geben dürften. Ebenso sind weitere verordnete Medikamente griffbereit für den Notarzt im Haus, falls dieser gerufen werden muss.

Parallel zu diesen vorbereitenden Maßnahmen habe ich mit zwei Hospizeinrichtungen Kontakt aufgenommen und mich auf deren Warteliste setzen lassen, da ich ahne, dass ich meinen Geburtstag im August wahrscheinlich nicht mehr erleben werde. Gemeinsam mit meiner Familie und den behandelnden Ärzten des Palliativnetzwerkes habe ich den „worst case" im Detail anhand meiner Patientenverfügung besprochen. Ich bin sehr froh, dass wir diesbezüglich nicht um den heißen Brei herumreden, denn das schafft Sicherheit bei allen Beteiligten.

Vor meiner Erkrankung habe ich mich immer gefragt, ob Ersticken wirklich so grausam ist, wie es sich für Außenstehende anhört. Ich habe gedacht, dass es eines der schlimmsten Erlebnisse sein muss, die einem Menschen passieren können. Mittlerweile kann ich sagen, dass ich im Laufe der Erkrankung schrittweise an die existenziellen Krisen der Atemnot herangeführt wurde. Ich habe mich tatsächlich an die Atemnot und die bedrohlichen Hustenattacken gewissermaßen „gewöhnt". Sie gehören jetzt zu meinem Leben, und ich habe inzwischen Husten- und Atemtechnikstrategien (Huffing, autogene Drainage; s. Anhang) entwickelt, die mir in kritischen Momenten helfen, ruhig zu bleiben.

Ich weiß, mit wie wenig Luft mein Körper auskommen kann. In den Situationen der massiven Atemnot fange ich innerlich an zu beten und fühle mich auf diese Weise durch die akute Situation „hindurchgetragen". Ich konzentriere mich dann nur noch darauf, mit möglichst wenig Atemluft auszukommen.

Ich spüre bei jeder Atemnotkrise, dass der „Himmelsarchitekt" nah bei mir ist, und habe deshalb bislang auch keine Panik. Ich vertraue darauf, dass er mir immer wieder menschliche Engel schickt, die mich an die Hand nehmen und mir wieder aufhelfen.

Besonders wertvoll ist für mich in dieser Zeit die Unterstützung durch unsere jüngste Tochter, die ja noch bei uns wohnt, und natürlich durch meinen Mann. Die beiden erleben täglich am intensivsten mit, wie es mir zunehmend schlechter geht. Ich bin einerseits so unendlich froh und stolz auf unsere Tochter, wie liebevoll und geduldig sie mir in diesen kritischen Situationen beisteht, obwohl sie noch so jung ist und keinerlei Fachexpertise im Umgang mit Atemnot hat. Andererseits möchte ich auch nicht, dass sie dieses ständige Drama mitbekommt und sich für mich verantwortlich fühlt, wenn Michel nicht zu Hause ist. Meine Familie erlebt in dieser Erkrankungsphase eine permanent emotional ambivalente Situation, die sie sehr belastet.

In dieser Zeit hangelt sich meine Gefühlswelt durch die verschiedenen Sterbephasen, die von Elisabeth Kübler-Ross beschrieben wurden. Zu den Gedanken des „Nicht-wahrhaben-Wollens" und der „Annahme der Erkrankung" mischen sich immer wieder auch Gefühle der Wut, des Zorns und der Trauer. Das passiert vor allem dann, wenn das Wetter schön ist und ich draußen gern sportlich aktiv wäre oder mit meiner Familie etwas unternehmen würde, ich mich aber an 15 Meter Sauerstoffschlauch drinnen im Haus wie „angepflockt" fühle.

Als ich an einem Morgen die Atemmaske abnehme, denke ich zum ersten Mal seit Krankheitsbeginn, dass ich am liebsten manchmal morgens gar nicht mehr aufwachen möchte. Jedes Mal, wenn ich ohne Unterstützung des Atemgerätes eigenständig atmen muss, fühlt es sich so an, als wenn sich eine Zentnerlast um meinen Brustkorb legt und mich erdrückt. Die gesamte Atemarbeit muss mein Körper jetzt wieder allein mit den Atemhilfsmuskeln bewältigen. Ein riesengroßer Kraftakt! Es fühlt sich so ähnlich an wie damals, wenn ich hochschwanger im Schwimmbad nach meinen Schwimmrunden die Leiter wieder hochkletterte und mir dadurch erst wirklich bewusst wurde, wie schwer mittlerweile meine Körperlast ist und was ich zu schleppen habe. Nur diesmal ist es ein existenziell bedrohlicher Kraftakt, denn mittlerweile bewältige ich mehr als die zehnfache Atemarbeit im Vergleich zu einem gesunden Menschen. Von der muskulären Atembelastung her ist dies vergleichbar mit Dauerjoggen über 24 Stunden. Das hält niemand lange durch. Deshalb muss ich mich zwischendurch immer wieder beatmen lassen, damit sich die Atemmuskeln entspannen können und der CO_2-Gehalt im Blut abgesenkt werden kann.

An einem Morgen im Januar schaffe ich es gerade noch, selbstständig die Treppenstufen hinunterzukommen, um mit meinem Mann zu frühstücken. Schon auf dem Weg in die Küche rollen bei mir die Tränen. Es bricht aus mir heraus: „Ich bin so gern bei dir, aber manchmal habe ich keine Kraft mehr, jeden Tag aufzustehen und zu kämpfen!“

Er nimmt mich in den Arm und tröstet mich, so gut er kann: „Jeder muss ja irgendwie jeden Tag damit kämpfen!“ Mir ist das bewusst. Michel und unsere Töchter leiden noch einmal viel mehr als ich unter den Symptomen der fortschreitenden Erkrankung. Er erlebt alles hautnah mit, Tag und Nacht, und kann daran nichts ändern. Aber er geht Schritt für Schritt im Krankheitsprozess gemeinsam mit mir weiter und lässt mich dabei nicht los. Und gerade das bedeutet so unendlich viel für mich!

Es gibt Tage, da denke ich, dass ich mich eigentlich ganz gut mit meiner Erkrankung angefreundet und in mein Schicksal eingewilligt habe. Aber bei den immer wieder auftretenden schweren Husten- und Atemnotattacken frage ich mich nun manchmal doch, ob ich das, was nun mein Alltag ist, noch als „Lebensqualität" bezeichnen kann. Dies sind die Tage, an denen ich trauere, wenn ich allein bin. Aber das tue ich zeitlich begrenzt, maximal eine halbe Stunde.

Ich nehme meinen Körper wahr, bewege Finger, Hände, Beine und alles, was ich noch leicht bewegen kann. Ich betrauere dann, was ich bereits alles verloren habe. Meinen Beruf, Hobbys, Sportmöglichkeiten, Kontakte usw. Ich bin traurig über den fortschreitenden Verlauf der Fibrose, dass ich immer weniger Luft bekomme und möglicherweise bald sterben werde. Ich erlaube mir dann, richtig zu weinen, wenn ich das wirklich brauche, denn auch Weinen ist mittlerweile schon viel zu anstrengend für mich. Ein Trost ist für mich dabei, dass ich weiß, dass Tränen irgendwann versiegen, wenn sie geweint sind.

So gehe ich damit um: Manchmal ein bisschen Weinen am Morgen, wenn mich niemand hört und sieht, und dann geht es weiter! Mehr Selbstmitleid „erlaube" ich mir nicht. Es ist eine aktive Entscheidung, und es erfordert Kraft, in einer Krise immer wieder nach „oben" zu schauen, dadurch Licht wahrzunehmen und vielleicht auch Wunder zu erleben. Immer wieder verhandele ich mit „unserem Architekten" im Himmel, was ich alles tun würde, wenn er ein Wunder auch bei mir geschehen lässt. Ich spreche viel mit ihm und weiß manchmal auch nicht mehr, um was ich überhaupt noch bitten soll. Es kostet mich auch viel

Kraft, mich jeden Tag wieder innerlich aufzurichten und nach oben zu blicken.

Für meine Familie ist es umso schwerer, den Krankheitsprozess auszuhalten, wenn sie merken, dass ich dünnhäutig und verzweifelt bin. Ich kratze in solchen Momenten meine noch übrig gebliebene Kraft zusammen und ziehe mir in Gedanken die „Samuel-Koch-Brille" auf. Der junge Schauspieler und Autor ist seit 2010 querschnittgelähmt, nachdem er in der Fernsehshow „Wetten, dass...!" mit speziellen Sprungstiefeln über Autos sprang und dabei schwer verunglückte. In seinen hoffnungsvollen Büchern beschreibt er eindrucksvoll, wie er selbst mit seinem Schicksalsschlag umgeht und wie Gott und sein soziales Umfeld ihn dabei unterstützt haben, weiterleben zu lernen.

Sein Schicksal hat mich sehr berührt, und ich habe seine Lebensgeschichte oft in meinen Unterricht integriert, um jungen Auszubildenden das Erleben von querschnittgelähmten Menschen aufzuzeigen und ihnen zu vermitteln, wie die professionelle Pflege für diese Patienten aussieht. In seinem Buch beschreibt Samuel Koch, dass er sich in verzweifelten Situationen immer wieder fragt: „Wofür kann ich heute dankbar sein?" Diese Frage öffnet auch mir jetzt immer wieder neue Perspektiven.

An einem Tag wie oben beschrieben konzentriere ich mich immer wieder auf die vielen positiven Dinge, die es (trotz allem immer noch) in meinem Leben gibt. Ich erlebe so vieles, wofür ich einfach nur „Danke" sagen könnte. Ich schaffe es noch soeben, allein die Treppenstufen hinunterzugehen. Ich habe einen Mann geheiratet, der mich so liebt, wie ich bin, und mit dem ich über all das sprechen kann, was mich wirklich bewegt. Wir haben zwei wundervolle Töchter, die auf alle erdenkliche Weise Licht in mein Leben bringen und mich sehr unterstützen. Ich kann allein abhusten, auch wenn der Husten nervt, und brauche dazu keinen Hustenassistenten oder Physiotherapeuten. Ich darf in einem Haus mit viel Platz und eigenem Garten leben (dieses Privileg haben in Pandemiezeiten viele Menschen überhaupt nicht). Ich muss zu Hause keine Maske aufziehen. Auch nicht innerlich.

Seit über 40 Jahren kenne ich meine Freundin Kirsten, die mit mir nicht nur durch den Wald, sondern auch gemeinsam durchs Leben geht. Ich habe meine „große" Schwester, die zugleich meine beste Freundin ist, und immer noch meinen Vater (89 Jahre), der mich ohne viele Worte versteht. Immer wieder besucht mich meine Freundin Christine, die nicht nur Hebamme, sondern auch Seelsorgerin und Gestalttherapeutin ist, und mich sehr stützt. Auch mein „Schwimmbruder" Axel, den ich in den letzten Tagen meines Reha-Aufenthaltes auf Föhr kennengelernt habe, erkundigt sich immer wieder nach mir, schickt Fotos und Päckchen, die mich aufmuntern. Ich weiß, dass diese Menschen unermüdlich für mich um eine „himmlische Lunge" beten, um ein Wunder. Wenn ich so darüber nachdenke, wie viel Gutes es in meinem Leben gibt, strömen langsam wieder Freude und auch Dankbarkeit in meine Seele ein. Dankbarkeit ist wirklich eine unglaublich starke Kraftquelle! Ich kann dann wieder nach oben und ins Licht schauen und finde auf diese Weise neue Energie, weiter zu atmen!

In dieser Zeit der Pandemie beobachte ich im Laufe der Wochen, wie sich tatsächlich auch viele kreative Möglichkeiten und geniale Ideen in der Gesellschaft entwickeln, die durch die pandemische Krise entstehen! Vor allem in Bezug auf neue Möglichkeiten zwischenmenschlicher Begegnungen und ein „neuartiges" Bewegungsverhalten in der Natur. Die Menschen sind wieder mehr im Wald unterwegs.

Auch mein Waldbewegungshunger ist nach wie vor unerschöpflich. Die Sehnsucht nach frischer Luft und Bewegung draußen ist bei mir einfach immer da. Es ist für mich eine enorme Unterstützung, wenn ich gefragt werde, ob ich nicht Lust und Kraft habe, ins Freie zu gehen. In dieser Zeit bemerke ich besonders, dass die Runden im Wald im Winter noch kleiner und kürzer werden. Immer wieder muss ich minutenlang stehen bleiben, weil mein „Hustenfreund" mich belästigt und seine volle Aufmerksamkeit fordert. Das ist in dieser Jahreszeit für meine Freundin Kirsten nicht nur eine echte Geduldsprobe, sondern auch eine eiskalte Angelegenheit, weil sie ständig im Wald nur „herumsteht" und darauf wartet, dass meine Lunge sich endlich wieder beruhigt und wir weitergehen können.

Das Husten- und Atemmanagement beansprucht viel Zeit bei allen Aktivitäten und vor allem viel Toleranz mit mir selbst. Umso dankbarer bin ich, dass mich meine Freundin und mein Mann immer noch so geduldig während der kleinen, langsamen Runden im Schneckentempo durch den Wald begleiten. Die beiden sind einfach bei jedem Wetter im Rahmen der Erkrankung mein Dauerhoch!

15
Kira atmet sich himmelwärts
Ende Januar 2021

In diesem Monat verstirbt meine liebe Lungen-LTX-Freundin Kira. Wir haben uns im August 2018 im Rahmen eines stationären Klinikaufenthaltes kennengelernt. Sie war damals meine Bettnachbarin. Kira ist eine fröhliche, kleine, zierliche Frau, die vieles um sich herum wahrnimmt und eine besondere Lebensfreude ausstrahlt. Sie hat ein ansteckendes, wunderschönes Lachen und wird von ihrer Familie sehr liebevoll unterstützt. Im April 2018 war ihre beidseitige Lungentransplantation. Die Ursache ihrer Fibrose-Erkrankung war möglicherweise ihr Kanarienvogel im Kinderzimmer, denn auch Vogelkot und Federn können diese Erkrankung auslösen.

Ich bemerke, dass sie nachts starke Albträume hat. Wir kommen im Patientenzimmer ins Gespräch. Sie kann sich ihre wiederkehrenden Erstickungsalbträume nicht erklären. Nach ihrer Transplantation hatte sie fast vier Monate beatmet auf Intensiv gelegen, und in dieser Zeit war vor allem das endotracheale Absaugen für sie besonders traumatisch. Ich erzähle ihr, dass ich mich mit dem Erleben von Menschen mit einem Luftröhrenschnitt in meinem Studium näher beschäftigt habe. Kiras Schilderungen entsprechen den Aussagen der Betroffenen, die ich in der Zeit während meiner Masterthesis interviewt habe. Von ihnen habe ich erfahren, wie wichtig es für die Betroffenen ist, vor dem Absaugvorgang vom Personal über das Vorgehen informiert und vorab zum Hochhusten des Sekretes animiert zu werden. Wann immer es möglich und erwünscht ist, sollten Patienten dazu angeleitet werden, das tracheale Absaugen selbstständig vorzunehmen. Denn nur die Betroffenen spüren am besten, wie tief der Absaugkatheter in die Trachealkanüle eingeführt werden darf, um nicht die Bronchialschleimhaut zu reizen oder sogar zu verletzen. Tracheales Absaugen ist also nicht nur „unangenehm", wie vielfach von Nichtbetroffenen behauptet wird, sondern wird von Patienten als extrem schmerzhaft wahrgenommen.

Durch die intensiven Gespräche im Krankenzimmer haben Kira und ich uns schnell angefreundet. Da mir (zumindest theoretisch) klar ist, dass die Ärzte bei meiner Erkrankung ebenfalls eine Lungentransplantation anstreben, sind die Erfahrungen, die Kira durchlebt hat, für mich sehr wertvoll.

Als wir entlassen werden, beschließen wir, dass wir uns zukünftig terminlich absprechen, wenn wir stationär in die Uniklinik einchecken müssen. Wir haben uns seitdem nicht mehr aus den Augen verloren und gründen eine Art „Zweier-Selbsthilfegruppe". Es tut mir so gut, mit ihr zu sprechen, wenn Atemnot und der Husten für mich gerade wieder einmal unerträglich sind. Ich habe den Eindruck, dass sie als Betroffene wirklich nachvollziehen kann, was ich fühle, weil sie das alles selbst durchlebt hat.

Kira weiß um meine Einstellung zur Lungentransplantation und kann meinen Standpunkt auch so stehen lassen. Wir geben uns gegenseitig Tipps und Anregungen, welche Erfahrungen wir mit entsprechenden Hilfsmitteln (wie z. B. Sauerstoffkonzentrator, Atemtechniken, Lutschbonbons gegen Hustenreiz usw.) gemacht haben und welche Unterstützung es vonseiten der Krankenkasse für uns gibt (z. B. Stromkostenzuschuss für die diversen elektronischen Geräte, O_2-Messgeräte, digitale Lungenfunktionsmessgeräte). Gerade in der Pandemie ist dieser Austausch sehr wertvoll, da wir beide aufgrund des Infektionsrisikos konsequent sozial isoliert leben müssen.

Wir chatten in regelmäßigen Abständen und haben die Möglichkeit, „ungeschminkt" über die alltäglichen krankheitsbedingten Themen zu reden, die unsere Familienmitglieder nicht immer verstehen oder vielleicht auch nicht nachvollziehen können. So geht es in unserem Austausch zum Beispiel darum, welche Inhalte in der Patientenverfügung für uns speziell bezüglich Atemnot und Erstickungstod relevant sind. Und welche individuellen Gedanken wir in Bezug auf die Grenzen der Therapie haben, die dann auch von Ärzten und unseren Angehörigen respektiert werden sollen.

Wir sprechen auch darüber, wie wir unsere Kinder im Rahmen des Krankheitsverlaufes auf die Endphase unserer Erkrankung innerlich vorbereiten, welche Wortwahl dabei sinnvoll ist und welche Aspekte wir bisher realisiert und umgesetzt haben (z. B. konkrete Maßnahmen bei einem akuten Atem-Notfall einzuüben oder über mein schriftliches „Trauerfeier-Rezept" zu sprechen).

Noch vor Weihnachten hatte ich den Eindruck, dass Kira nicht mehr lange da sein wird. Chronische Abstoßungsreaktionen und ein neuerdings sich entwickelnder Lungenhochdruck haben sie zu der Entscheidung bewogen, sich nicht ein zweites Mal transplantieren, sondern eine Bestrahlungstherapie (ECP) durchführen zu lassen, deren Ziel die Abtötung der Lymphozyten ist, um die Abstoßungsreaktion mithilfe dieser neuartigen „Blutwäsche" zu stoppen. Das Blut wird quasi aus dem Körper über einen Katheter herausgeleitet, bestrahlt und danach dem Körper wieder zugeführt. Für die Patienten bedeutet diese Therapie, dass sie vier bis fünf Stunden ruhig liegen müssen. Es ist eine körperlich sehr anstrengende Behandlung mit vielen Risiken.

Die zweite Behandlung ist für Kira so anstrengend, dass sie trotz aller Bemühungen der Ärzte sehr starke Atemnot hat. Von

Kiras Angehörigen erfuhr ich, dass sie schließlich eingewilligt hat, von einem ambulanten Palliativdienst versorgt zu werden. Mithilfe von Morphin und Tavor ist sie dann im Beisein ihrer Familie zu Hause ruhig entschlafen.

Ich frage mich, ob ich auch so klare Therapiegrenzen für mich selbst festgelegt und umgesetzt hätte, wie Kira es für sich entschieden hat.

Kira hat sich himmelwärts geatmet. Meine liebenswerte Freundin und innere Stütze ist nun nicht mehr da. Sie hat nun keine Luftnot mehr. Das ist ein Trost. Es tröstet mich auch, dass ich weiterhin Kontakt zu Kiras Familie habe und wir uns immer wieder treffen, wenn ich sie auf dem Friedhof besuche. Sie war meine liebe „Lungenschwester", meine „Lieblings-Uniklinikums-Bettnachbarin-und-Freundin". Ihr Tod macht mich unendlich traurig. Mit wem soll ich nun die Gedanken teilen, die eigentlich nur Betroffene wirklich nachempfinden und verstehen können?

Der vertrauensvolle Austausch unter Gleichgesinnten ist so wichtig, wenn man mit einer unheilbaren Erkrankung leben muss. Es gibt die Möglichkeit für Lungenkranke, den Kontakt zum Bundesverband der Organtransplantierten (BDO) aufzunehmen, um vor einer Transplantation eigene Fragen und Bedenken mit Betroffenen zu besprechen.

Ich entscheide mich jedoch gegen diese Option der Kontaktaufnahme, da die Zweifel, jemals eine Lungentransplantation an mir durchführen zu lassen, durch Kiras viel zu frühen Abschied bei mir noch größer geworden sind. Gerade auch deshalb, wenn man sich die Fünfjahresstatistik der Überlebenden anschaut.

Laut ISHLT (Internationale Gesellschaft für Herz-und Lungentransplantation) leben nach dieser komplexen Operation nach fünf Jahren noch 53 Prozent und nach 10 Jahren nur noch 32 Prozent der Lungentransplantierten.

Die Lungentransplantation wird in Deutschland etwa 350 Mal im Jahr durchgeführt. Man schätzt, dass ca. 3 000 Patienten in Deutschland in Nachsorge nach Transplantation leben, die fast ausschließlich an universitären Zentren stattfindet.

Die Transplantationszentren haben ein großes Interesse daran, dass Patienten eine Überlebenszeit möglichst weit darüber hinaus erreichen. Der Aufwand dieser Operation muss sich nicht nur betriebswirtschaftlich lohnen, sondern soll sich auch für die Klinik in der Erfolgsstatistik positiv niederschlagen. Das stellt mich allerdings vor weitere schwerwiegende Fragen. Falls es nach einer Transplantation schwere Sekundärkomplikationen gäbe und ich dann doch den palliativen Weg einschlagen möchte – hätte ich dann überhaupt die Möglichkeit, dass meinem Wunsch in der therapeutischen Mühle der Hightechmedizin entsprochen wird? Wird mein Mann in einer solchen Situation stark genug sein, meine klar definierte Patientenverfügung bei den Ärzten durchsetzen zu können? All diese Gedanken gehen mir permanent durch den Kopf.

Immer wieder spreche ich mit Michel, unseren Kindern, meiner Schwester und meinen Freundinnen über das Für und Wider der Lungentransplantation. Ich spüre, wie sehr sie sich ein klares „Ja" für mich wünschen, um ihre eigenen Hoffnungen, dass ich weiterleben kann, daran festmachen zu können. Aber dieses eindeutige innere „Ja" für diese große Operation zu finden, ist in dieser besonderen Zeit der Pandemie bei allem Abwägen von Nutzen und Risiko für mich einfach nicht möglich.

Verzweifelt wende ich mich immer wieder im Gebet an unseren „Himmelsarchitekten" und bin manchmal unsicher, ob die „Ohren meines Herzens" ihn in dieser besonderen Zeit der Belastungen durch Krankheit und Pandemie noch richtig hören können. Das, was ich immer wieder aus dem Himmel wahrnehme, ist lediglich die Zusage, dass ich immer genügend Luft zum Atmen haben werde. Und dass er mich weiter an jedem einzelnen Tag an seiner starken Hand führt. Und allein das genügt und beruhigt mich sehr.

16
Flockdown im Lockdown
Februar 2021

Es hat draußen momentan permanente Minusgrade, sozusagen „Flockdown im Lockdown". Je kränker meine Lunge wird, desto wetterabhängiger sind alle Aktivitäten, die ich draußen noch durchführen kann. Vor allem die Höhe der Luftfeuchtigkeit ist ausschlaggebend dafür. Je feuchter die Außenluft ist, desto schwieriger wird es für mich, zu atmen. Das Thermometer zeigt minus 8 °C an, und das bedeutet für mich: Ich muss wieder einmal im Haus bleiben!

Es gibt jetzt immer weniger Möglichkeiten, mich ausdauernd zu bewegen. Auch die Online-Sitzgymnastik im Haus ist schwierig, weil das Atmen von trockener und warmer Luft in geheizten Wohnräumen immer wieder Hustenreize auslöst. Es fällt mir dann manchmal schwer, die Geduld mit meiner sensiblen, kranken Lunge zu behalten. Was kann ich denn noch für sie tun, damit ihr das Atmen leichterfällt? Habe ich alle Husten- und Atemtechniken ausprobiert, oder gibt es noch weitere Maßnahmen, die ich doch noch nicht kenne?

Trockene Wärme in der 60 Grad warmen Biosauna bekommt meiner Lunge momentan noch sehr gut. Mit Eukalyptus- und

Kräuteraufgüssen lässt sich das schlechte Wetter momentan gut ertragen, obwohl es eigentlich „schlechtes Wetter" für mich nicht wirklich gibt. Ich genieße in jeder Jahreszeit die jeweilige Wetterlage. Bislang fiel es mir nie schwer, meinen „inneren Schweinehund" aus der Hundehütte herauszulocken und auf die Spur zu bringen. Ich habe mich dem Wetter entsprechend angezogen und bin einfach immer nach draußen gegangen. Klar, die erste Viertelstunde bei kaltem Nieselregen ist manchmal nicht so toll und einladend. Aber wenn ich einmal draußen bin, ist die frische Luft einfach nur schön, egal wie das Wetter ist!

Leider sind mir jetzt aufgrund der Kälte nur noch maximal 30 Minuten lange „Schneckentempo-Spaziergänge" möglich. Immer öfter zieht mich mein starker Michel nun kontinuierlich an meinen Walkingstöcken durch den Wald hinter sich her. Zunächst brauchte ich diese Form der Unterstützung nur auf steileren Wegen, mittlerweile muss er mich auch auf geraden Strecken „abschleppen". Momentan reicht mir dabei noch der Sauerstoff aus dem Sauerstoffkonzentrator.

Mittlerweile hat sich auch das Transplantationszentrum bei mir gemeldet und bestätigt, dass dort nun alle relevanten Befunde für die Listung bei Eurotransplant vorliegen. Ich bin sehr froh, dass es tatsächlich meinem Hausarzt gelungen ist, noch eine Pneumokokken-Impfdosis für mich zu ergattern, obwohl ich schon seit Oktober darauf warte. Die Organisation einer vorgezogenen Covid-Impfung gestaltet sich jedoch ein bisschen komplizierter. Es ist deutlich, dass die geplante Corona-Impfkampagne aufgrund von globalem Impfstoffmangel in Deutschland nur zeitlich verzögert anlaufen kann. Dennoch bin ich zuversichtlich, dass wir in Deutschland die Hoffnung haben können, dass jeder Einzelne im Laufe des Jahres einen Impftermin mit einem Serum seiner Wahl bekommen wird. Alles braucht seine Zeit, vor allem in einer Krise. Dennoch entwickeln einige Menschen Hektik und drängeln sich bezüglich Impftermin einfach vor.

In diesen Wochen suche ich nach subjektiven Erfahrungsberichten von anderen lungenkranken Menschen und deren Umgang mit Atemnot. Vielleicht kann ich ja noch etwas von ihnen lernen, oder habe ich wesentliche Aspekte übersehen? Wie sind andere Menschen ihren Transplantationsweg gegangen? Inwieweit waren sie vielleicht auch unvoreingenommener als ich und haben sich über manche intensivpflegerischen Komplikationen und Risiken vielleicht überhaupt keine Gedanken gemacht?

Ich glaube, dass es manchmal einfach auch ein Vorteil ist, wenn man weniger weiß. Nach wie vor ist die Entscheidung für eine Lungentransplantation zu unvorstellbar groß für mich, als dass ich sie treffen könnte. Wahrscheinlich werde ich erst im konkreten Moment einen Entschluss fassen können, wenn mir tatsächlich ein Organ angeboten werden würde. Momentan sind die Lungentransplantationszahlen in den Kliniken eher überschaubar und im Vergleich zum Vorjahr rückläufig.

In dieser Zeit überlege ich, wie es wäre, wenn ich mit einem fremden Organ im Körper beatmet auf der Intensivstation liegen würde. Würde mein Körper das gespendete Organ überhaupt mit jeder Zelle annehmen? Sind Pflegekräfte und Ärzte nach einem so langen Pandemie-Marathon dann kräftemäßig überhaupt noch in der Lage, die Versorgung von immunsupprimierten Patientengruppen kontinuierlich und engagiert zu gewährleisten? Oder verrichtet man dort nach Monaten der Überlastung mittlerweile nur noch erschöpft und abgestumpft seinen Job?

Es bleibt ein Horrorszenario für mich, mit einem Luftröhrenschnitt wach zu werden und beobachten zu müssen, wie hektisch oder vielleicht fachlich auch nicht korrekt an meinem Körper „gearbeitet“ wird, ohne dass mich jemand anspricht. Ob ich es will oder nicht, ich beobachte, was in der Klinik um mich herum passiert, automatisch ungewollt auch mit der „Examensprüfungsbrille". Da ich jahrelang die praktischen Prüfungen in der Krankenpflegeausbildung abgenommen habe, ist es für mich nicht immer einfach, fachpflegerische oder medizinische Maßnahmen „einfach" an mir geschehen zu lassen, ohne sie auch zu beurteilen.

Das macht den Umgang mit mir aus Sicht des Personals nicht immer leicht, obwohl ich mich wirklich bemühe, meine Gedanken und Fragen konstruktiv, interessiert und freundlich zu formulieren. Dennoch hört man mir manchmal gar nicht wirklich zu oder geht über das, was ich gern wissen möchte, einfach hinweg. Ob ich es will oder nicht, immer wieder türmen sich in mir Fachfragen auf, auf die ich fundierte Antworten erhalten möchte, um innerlich in der Balance und halbwegs entspannt bleiben zu können.

Neben den Gedanken rund um die Erfahrungsberichte anderer Transplantierter beschäftige ich mich auch mit der Thematik von Sterbekliniken in der Schweiz. Heute Morgen habe ich mir den Film „Und morgen Mittag bin ich tot" (Regie Frederik Steiner) angeschaut. Im Film wird das Schicksal eines jungen Mädchens dargestellt, das an Mukoviszidose leidet. Aufgrund ihrer permanenten Atemnotattacken und Erstickungsängste beschließt sie, allein in die Schweiz zu fahren, um dort ihre letzte Reise in die Ewigkeit anzutreten. Dieser Film berührt mich sehr, da ich emotional nachvollziehen kann, was sie in Bezug auf ihre Atemnot und Angst vor dem Erstickungstod durchmacht. Dennoch wäre ein selbst gewählter, geplanter Freitod in einer Sterbeklinik für mich aus spirituellen Aspekten keine Option. Ich favorisiere weiterhin die Aufnahme in einem Hospiz, da ich im Rahmen meiner Palliativfachweiterbildung Einblicke in unterschiedliche Einrichtungen nehmen konnte. Für mich sind palliative Einrichtungen ein guter und würdevoller Sterbeort. Wenn man rechtzeitig professionell palliativ begleitet wird, muss niemand in Deutschland einen qualvollen Erstickungstod bei vollem Bewusstsein durchleben. Ob letztendlich für mich selbst die palliative Begleitung im Hospiz oder die LTX-OP der richtige Weg ist, kann ich nicht ermessen. Ich halte mir deshalb den LTX-Weg weiter offen, weil sich meine Familie an einer etwaigen Möglichkeit der Transplantationsmedizin immer noch seelisch festklammert. Ich hoffe nur, dass ich in der Lage sein werde, selbstbestimmt die richtige Entscheidung zu treffen.

Wenn ich auf meine vergangenen 53 Lebensjahre zurückblicke, fühle mich wirklich überaus reich beschenkt! Ich habe die Träume, die ich für mein Leben hatte, tatsächlich umsetzen können. Ich wüsste tatsächlich nicht, was ich mir noch wünschen sollte, denn ich „besitze" wirklich all die Dinge, die man mit keinem Geld der Welt kaufen kann – mit Ausnahme von Lungengesundheit und noch ein bisschen Lebenszeit mit meinen Lieben …

An diesem Wochenende versinkt Deutschland in einer neuen Eiswelle, und das Thermometer zeigt zweistellige Minusgrade an. Die Bürger werden zusätzlich zum Lockdown auch noch angehalten, aufgrund der Witterung zu Hause zu bleiben. Somit bleibe auch ich nun seit Tagen im Haus. Bei eisigen Temperaturen draußen würde der Sauerstoffkonzentrator nicht mehr funktionieren.

Die Tage verfliegen in meiner Wahrnehmung! Ich habe zwar weder beruflichen Stress noch kleine Kinder zu betreuen, dennoch ist der Tag für mich oft zu kurz, weil ich für alle Dinge des täglichen Lebens mittlerweile sehr viel Zeit brauche. Ich erlebe nun selbst, wie das ist: Je kränker ein Mensch ist, desto mehr Zeit benötigt er für die Bewältigung seines Alltags. Das war mir vorher in diesem Ausmaß *so* nicht bewusst. Ich muss mein Leben nun viel disziplinierter und vorausschauender organisieren, um mit meinen Kräften zu haushalten. Das fängt mit kleinen Dingen an. So nehme ich z. B. alle Kleidungsstücke, die ich am Tag brauchen werde, morgens direkt mit hinunter in die Wohnetage, um unnötiges Treppensteigen zu vermeiden. Oder ich plane schon im Voraus für zwei Wochen entsprechende Mahlzeiten ein, um möglichst selten einkaufen gehen zu müssen (Infektionsgefahr).

Um einen kleinen Einblick zu geben – so sieht mein „Lungenfibrose-Alltag" in etwa im zweiten Lockdown aus:

5.30 Uhr: Da ich morgens am meisten Unterstützung von Michel brauche, stehe ich schon so früh mit ihm auf, wenn er in den Betrieb muss. Kurz nach dem Aufstehen habe ich ein etwa zehnminütiges hustenfreies Zeitfenster, um mich kurz zu waschen, anzuziehen und zum Frühstück (eine Treppe abwärts) zu gehen. Dann beginnen die ersten starken Hustenattacken. Aufgrund der flachen Atmung über Nacht gelingt eine effektive Husten- und Atemarbeit am besten, wenn ich mein Bronchialsystem in Schwung bringe (z. B. mit verdünntem warmem Orangensaft). Dazu wird über den Tag verteilt regelmäßig ausreichend Flüssigkeit benötigt. Während ich mit dem Trinkpensum langsam beginne, inhaliere ich bereits vor dem Frühstück. Das bekommt mir besser, da es bei den starken Hustenattacken passieren kann, dass ich mich mit vollem Magen übergeben muss. Es dauert manchmal bis zu zwei Stunden, bis ich gefrühstückt und meine Medikamente eingenommen habe und die erste Hustenarbeit erledigt ist. Ich habe mir angewöhnt, in dieser „stillen Zeit" für die Menschen zu beten, um deren Anliegen ich weiß.

7.30 Uhr: Mit 2 bis 4 l Sauerstoff (je nach Tagesform und Wetter) über die O_2-Nasenbrille erledige ich nun die täglichen Arbeiten im Haus, schreibe Mails, bis die Morgenmedikamente wirken und sich der Hustenreiz etwas beruhigt hat. Während dieser Zeit knie ich immer wieder auf dem Boden und huste. Teilweise muss ich mich wegen der anstrengenden Hustenarbeit zwischendurch immer wieder kurz hinlegen und mich „hochatmen".

8.30 Uhr: Atem-Sitzgymnastik per Internet. Seitdem ich nachts an der Maskenbeatmung bin, habe ich das Gefühl, immer mehr „von den Beinen" zu kommen. Es ist erstaunlich, wie viel Sauerstoff allein die Beinmuskeln beim Stehen benötigen und wie schnell parallel dazu ebenfalls der Muskelabbau stattfindet. Im Rahmen der LTX-OP-Aufklärung hat mich der Lungenchirurg darauf hingewiesen, dass ich in der Wartezeit auf ein Organ ganz besonders die Muskeln des Oberkörpers aktivieren und fit halten soll. Deshalb bin ich nun zur Sitzgymnastik übergegangen, um mich vor allem auf die Beweglichkeit meines Oberkörpers zu konzentrieren. Oberkörper-Krafttraining im Stehen schaffe ich bereits schon nicht mehr. Und auch während der Internet-Gymnastik muss ich die Sporteinheit immer wieder stoppen, weil allein durch die Bewegung der Hustenreiz ausgelöst wird. Es braucht viel Zeit und Geduld, bis ich meinen Oberkörper ganz „durchbewegt" habe.

10.00 Uhr bis 12.00 Uhr: An diesem Buch schreiben.

Ab 12.00 Uhr: Das Mittagessen vorzubereiten, gestaltet sich mittlerweile auch als sehr anstrengend. Langes Stehen in der Küche ist mir nicht mehr möglich, sodass ich viele Tätigkeiten nun im Sitzen, auf meinem Schreibtischstuhl umherrollend, erledige. Wenn meine Familie da ist, kochen wir gemeinsam. Denn meine Lunge reagiert mittlerweile auch auf Koch- und Bratgerüche extrem mit Husten. Um Zeit und Kraft zu sparen, kochen wir zwei Mal pro Woche für jeweils drei Tage. So kann z. B. aus einer größeren Menge gekochter Kartoffeln mit wenig Aufwand an den folgenden Tagen ein leicht abgeändertes Gericht kreiert werden.

Alle alltäglichen Abläufe versuche ich möglichst einfach und ressourcensparend zu planen. Die verschiedenen Aufgaben und Tätigkeiten zu delegieren und auf unterschiedliche Schultern zu verteilen, fällt mir nach wie vor sehr schwer.

13.30 Uhr bis 15.00 Uhr: Ruhepause mit NIV-Beatmung, wobei ich zusätzlich 2 l Flüssigsauerstoff an das System anschließen muss, um den CO_2-Gehalt im Blut abzusenken und damit die Atemhilfsmuskeln sich etwas entspannen können. Wann das nötig wird, merke ich an der schmerzhaften Daueranspannung des Zwerchfells. Es ist dann tatsächlich so, dass dann plötzlich „nichts mehr geht". In meinem Bauch verkrampft sich das Zwerchfell derart, dass ich weder laufen noch atmen kann. Deshalb lege ich mich früh genug bei den ersten Zwerchfellanzeichen mit dem Rücken flach auf den Fußboden und lege meine Beine im 90-Grad-Winkel auf einen Stuhl. So trainiere ich auch, weiterhin flach auf dem Oberkörper liegen zu können, denn das ist bei bestimmten Untersuchungen in der Klinik (z. B. MRT, PET-CT, Lungenszintigrafie wichtig. Wenn man das flache Liegen nicht gewohnt ist, wird das in Kombination mit Atemnot wirklich schwierig. Bei der Beatmungsmittagspause ist es wichtig, den Magen nicht so voll zu haben, weil dadurch der Lunge noch mehr Platz im Brustraum weggenommen wird. Da das Beatmungsgerät kontinuierlich die eingestellten Luftvolumina in die Lunge bläst, kann man bei einer Hustenattacke mit vollem Magen auch leicht erbrechen.

16.00 Uhr bis 16.30 Uhr: Mini-Spaziergang allein durch den Garten oder mit Begleitung im Wald mit Sauerstoffkonzentrator. Das An- und Ausziehen und die Bewegung an sich kosten jedoch sehr viel Atemarbeit und Kraft und lassen den CO_2-Spiegel im Blut immer wieder ansteigen.

17.00 bis 18.00 Uhr: Hausarbeit Fortsetzung (Wäsche aufhängen im Sitzen, Sitz-Staubsaugen, Sitz-Putzen im Bad ...)

18.00 Uhr bis 19.00 Uhr: Körperpflege mit Unterstützung meines Mannes. Auch das Duschen ist jetzt häufig nur noch im Sitzen möglich. Die Haare wasche ich meist nur noch alle zwei Tage, weil allein das Duschen schon anstrengend genug ist. Gerade wenn im warmen Badezimmer noch zusätzlich viel Wasserdampf in der Luft ist, benötige ich auch in der Dusche bis zu 6 l Flüssigsauerstoff. Vorab lege ich mir immer alle Utensilien zum Anziehen griffbereit hin. Dabei ist es sehr hilfreich, wenn mein Mann aufmerksam die einzelnen „Arbeitsschritte" meiner Körperpflege im Blick hat. Er reicht mir dann die Utensilien, damit ich mich sitzend möglichst selbstständig versorgen kann, ohne ständig aufstehen zu müssen und dabei zusätzlichen Sauerstoffverbrauch und Atemnot zu haben.

19.00 Uhr bis 20.00 Uhr: Abendessen. Familien-Team-Zeit. Austausch von Neuigkeiten. Pläne schmieden. Lachen. Viel Zuhören, weil das Sprechen für mich oft abends schon zu anstrengend ist.

Ab 20.00 Uhr: Ausruhen, manchmal mit Maskenbeatmung, wenn Zwerchfell- und Atemhilfsmuskeln erschöpft sind und entlastet werden müssen.

Ab 22.00 Uhr: „Nachtfein" machen (im Schneckentempo) und Körperhygiene durchführen. Noch einmal von Michel die Treppen (in die Schlafetage) hochgezogen werden, ohne dabei einen „Hustenflash mit Atemnot" zu bekommen. Unterstützung beim Tragen des Beatmunggerätes ins Schlafzimmer und auch beim Anschließen des Beatmungs- und Sauerstoffschlauches. Auf Hustenattacken mit langem Hinknien und Hustentechniken reagieren. Geduldig abwarten, bis sich das „kranke Lüngelein" beruhigt hat. Atemmaske aufziehen, endlich hinlegen. Dauer der Prozedur etwa eine Stunde, auch manchmal länger, je nach Tagesform.

23.00 Uhr: Endlich Augen schließen, für den Tag danken und hoffentlich ein bisschen schlafen können.

Und zwischendurch nachts: Mindestens 1 Liter trinken, um den Hustenreiz zu minimieren. Dadurch zwei bis drei Toilettengänge in der Nacht. Das bedeutet jedes Mal die Atemmaske abziehen, Sauerstoffsystem vom Beatmungsgerät abstöpseln und an Sauerstoffbrille konnektieren. Sauerstoffbrille anlegen und ins Bad laufen. Danach Sauerstoffsystem wieder umstecken und Atemmaske aufziehen (Dauer jeweils 10 Minuten). Daneben immer wieder nächtliche Unterbrechungen durch Masken-Undichtigkeitsalarm des Beatmungsgerätes. Immer wieder Beatmungsmaske auf Dichtigkeit kontrollieren, ggf. richtig aufsetzen, Alarm ausstellen. Ich kann nur noch auf dem Rücken liegen, damit die Maske dicht bleibt. Und das alles (er-)trägt mein Mann. Auch, dass es sich mit Beatmungsmaske nicht wirklich mehr kuscheln lässt.

5.45 Uhr: Neuer Tag, aufstehen. Wieder Kampf mit der chronischen Luftnot. Aber auch froh zu sein, morgens in die blauen Augen meines Mannes schauen zu dürfen. Die Vorfreude auf einen Latte macchiato mit einem lachenden Kakao-Smiley! Das Rotkehlchen in unserem Vogelhäuschen im Garten beobachten können. Die großen Wunder und die kleinen „Wünderchen" im Leben bestaunen.

17
Atemloses Alleinsein
Mitte Februar 2021

Das warme Frühlingswetter lässt meine Seele aufblühen. Kinder spielen im Garten, die ersten Frühlingsblümchen blühen und ich sehe viele Fahrradfahrer unterwegs im Wald. Die Menschen sehnen sich nach Lockdown-Öffnungen. Wegen der bevorstehenden aktiven LTX-Listung steht für mich eine weitere Entscheidung an. In dem Moment, in dem ich bei Eurotransplant gelistet bin, muss ich permanent telefonisch erreichbar sein. Das bedeutet, dass ich nun auch meine ehrenamtliche Mitarbeit in der Notfallseelsorge beenden muss und dann noch isolierter sein werde. Durch die ständigen Hustenattacken fällt mir das Sprechen mittlerweile immer schwerer, sodass ich diese ehrenamtliche Arbeit nun auch nicht mehr telefonisch unterstützen kann.

Ich hatte mir dieses Ehrenamt vor einigen Jahren ausgesucht, weil mir während meiner beruflichen Tätigkeit aufgefallen ist, dass nicht nur die pflegerische und medizinische Versorgung von Menschen in Akutsituationen wichtig sind, sondern auch die Erste Hilfe für die Seele entscheidend ist, um posttraumatischen Belastungsstörungen in einer akuten Krise vorzubeugen. Außerdem war es mir schon immer leichtgefallen, in Notfallsituationen ruhig zu agieren und Struktur in chaotische Situationen zu bringen. Darüber hinaus habe ich in jungen Jahren einmal eine Nahtoderfahrung erlebt und durfte dabei kurz „hinter den Vorhang des Lebens" schauen. Ich habe jedoch in dieser damals schlimmen persönlichen Situation einen kleinen Eindruck davon bekommen, welche wunderbaren Dinge nach unserem Leben auf uns Menschen warten. Dieses Erlebnis lässt sich mit Worten kaum beschreiben. Es war so eindrucksvoll für mich und lässt mich bei meiner ehrenamtlichen Tätigkeit in der Notfallseelsorge bei noch so schrecklichen, schicksalhaften Ereignissen innerlich einfach ruhig bleiben, weil ich seitdem keine Angst mehr vor dem Tod (an sich) habe.

Über den Prozess des Sterbens unmittelbar vor dem Tod jedoch mache ich mir viele Gedanken. Ich finde, dass bei der Auseinandersetzung mit der Gestaltung des eigenen Sterbeprozesses Frauen im Vergleich zu Männern einen kleinen Vorteil haben. Viele Frauen hatten im Laufe ihres Lebens bereits die Gelegenheit, sich intensiv und körperlich auf das Hineinkommen ins Leben im Rahmen einer Schwangerschaft vorzubereiten. Sowohl vor einer Geburt als auch beim Sterben stellt man sich vielleicht ähnliche Fragen:

- Möchte ich in eine Klinik oder lieber zu Hause bleiben?
- Wer soll bei dem besonderen Ereignis ganz nah dabei sein?
- Möchte ich diese besondere Situation bewusst erleben oder lieber sediert werden?
- Wovor habe ich am meisten Angst?
- Wann packe ich meinen Koffer, und was möchte ich wirklich unbedingt mitnehmen?

Ich erlebe nun, dass man sich mit einer chronischen lebensbedrohlichen Erkrankung auf das Sterben bis zu einem gewissen Punkt ähnlich schrittweise vorbereiten kann, wie ich das z. B. auf die Geburt unserer Kinder getan habe. Deshalb liegt für mich der Segen bei meiner chronischen Erkrankung u. a. auch darin, dass ich mich langsam in Richtung Lebensende bewege und somit genügend Zeit habe, mich damit auch auseinanderzusetzen. Für mich ist es sehr wichtig, dass ich jeden einzelnen meiner Lieben schrittweise und individuell dabei „mitnehme". Ich wünsche mir, dass sie an dieser schicksalhaften Lebenssituation innerlich wachsen und nicht zerbrechen!

Ende Februar meldet sich das Impfzentrum per E-Mail, dass ich aufgrund der anstehenden Transplantation vorzeitig gegen Covid geimpft werden kann. Spontan werde ich an einem Abend vom Impfzentrum angerufen, da noch eine Impfdosis „BioNTech" nicht verimpft wurde und somit für mich „übrig" ist.

Die große Halle des Impfzentrums ist fast menschenleer, und ich bin eine der letzten Patienten, die geimpft wird. Ich bin positiv überrascht, wie viele junge, motivierte Menschen sich ehrenamtlich zu so später Uhrzeit zur Bekämpfung der Corona-Pandemie einsetzen! Obwohl das Personal schon einen ganzen langen Arbeitstag hinter sich hat, begegnet man mir dort sehr freundlich, und ich kann sogar noch kurz meine Fragen stellen. Ich bin positiv erstaunt über den professionellen Umgang mit den impfwilligen Menschen und die Organisation des reibungslosen Ablaufes. Ich weiß dieses Impfangebot sehr zu schätzen.

Per E-Mail habe ich heute von der Transplantationsambulanz erfahren, dass meine Listung bei Eurotransplant nun offiziell vom LTX-Gremium der Uniklinik beschlossen wurde. Möglicherweise erhalte ich auch einen „Dringlichkeitsscore". Was auch immer das in Bezug auf die Dauer der Wartezeit auf ein Spenderorgan heißen mag! Ende März soll ich mich erstmals in der Transplantationsambulanz vorstellen. Noch etwa vier Wochen liegen jetzt vor mir, ohne dass ich telefonisch permanent erreichbar sein muss.

Ich frage mich, wie lang die Wartezeit auf ein Spenderorgan und ein (eventuell) neues Leben sein wird. Werde ich zu Hause, in der Klinik oder im Hospiz auf einen möglichen Anruf warten können? Ich weiß von anderen Transplantationspatienten, dass diese Wartezeit psychisch für alle Beteiligten sehr belastend ist. Immer wieder kreisen meine Gedanken um dieses Thema wie in einem Karussell. Ehrlich gesagt glaube ich in diesen pandemischen Zeiten nicht mehr wirklich daran, dass ausgerechnet ich Aussicht auf ein Spenderorgan haben werde. Es gibt so viele Lungenkranke, die schon viel länger als ich gelistet sind und denen es noch viel schlechter als mir geht. Ich habe einmal den Spruch gelesen: „Höre auf dein Bauchgefühl, denn es ist dein bester Schutzengel!" Im Inneren beschließe ich somit, dass ich mich frühzeitig ins Hospiz begeben werde, wenn mein Bauchgefühl sich meldet!

Nach der Corona-Impfung geht es mir nicht gut. Ich fühle mich ziemlich abgeschlagen, habe starke Kopfschmerzen, und der geimpfte Arm brennt. Ich bleibe weiter isoliert zu Hause und verhalte mich ruhig. Die Auswirkungen der sozialen Isolation beschäftigen mich deshalb momentan sehr. Corona reduziert Kontakte zwischen den Menschen. Die Gesunden haben jedoch Hoffnung, dass sich dies irgendwann wieder ändern wird, wenn die Maßnahmen der Pandemiebekämpfung greifen.

Bei mir sieht das anders aus. Selbst im Falle einer Lungentransplantation würde ich zukünftig aufgrund der Immunsuppression lebenslang die Kontakte zu anderen Menschen meiden und reduzieren müssen. Ich denke darüber nach, mit wie vielen unterschiedlichen Personen ich noch vor einem Jahr Kontakt und regelmäßigen Austausch hatte!

Trotz meines Lebens im Hamsterrad war es mir immer wichtig gewesen, anderen Menschen zuzuhören und mir für sie Zeitnischen einzuräumen. Jetzt gibt es nur noch ein paar Menschen in meinem Leben, die die Veränderungen durch die Krankheit und das, was vor mir liegt, begleiten und aushalten können. Diese schnelle soziale Isolierung in so kurzer Zeit erleben zu müssen, ist schon krass und beschäftigt mich, obwohl ich weiß, dass dies in krisenhaften Situationen des Lebens häufig der Fall ist. Ich checke mein Handy und lösche etwa 20 Kontakte des Teams der Notfallseelsorge. Etwa 30 berufliche Kontakte habe ich bereits im letzten Jahr entfernt. Dazu kamen weitere 10 Orchesterkontakte, da ich dort nun auch nicht mehr mitspielen kann. Wenn man an bestimmten Aktivitäten und Hobbys nicht mehr teilnehmen kann, bricht einfach irgendwann der Gesprächsstoff weg und somit auch der Austausch.

Der Kontaktverlust ist einerseits schmerzlich, weil mir klar ist, dass hinter den gelöschten Kontakten nette Menschen verborgen sind, die ich wirklich gernhatte und aufgrund meiner begrenzten Lebenszeit wahrscheinlich niemals wiedersehen werde. Auf der anderen Seite ist es aber auch befreiend, weil es mir mehr Raum für die Dinge gibt, die für mich jetzt wirklich wichtig sind. Wer weiß, welche Menschen mir auf der letzten Etappe meines Lebensweges noch begegnen werden?

Ich frage mich, warum es vielen (augenscheinlich) Gesunden so schwerfällt, mit Schwerkranken Kontakt zu halten? Ist es der Zeitmangel, die Wahrnehmungsfähigkeit oder sind es die eigenen Ängste vor dem Lebensende, die sie sprachlos werden lassen? Dabei ist es eigentlich gar nicht so schwer, Kontakt zu halten, wenn einem wirklich etwas daran gelegen ist. Es ist doch ganz einfach, zwischendurch einmal jemandem zu sagen, dass man gerade an ihn denkt. Oder zu fragen, wie es gerade so geht. Ich zumindest freue mich immer, wenn sich jemand meldet und aus seinem eigenen Leben oder von seinen Träumen erzählt.

Statt zu unterrichten, Freunde zu treffen und mich sportlich zu betätigen, liege ich nun täglich stundenlang während der NIV-Beatmungspausen auf dem Fußboden und betrachte die unterschiedlichen Erhebungen unserer Raufaserdecke, bis ich die Vor- und Nachnamen eines jeden einzelnen Raufasernuppsies auswendig kenne.

Das normale Leben der anderen zieht nun an mir vorbei! Ich nehme wahr, wie Freunde und Nachbarn Ausflüge machen, mit dem Fahrrad losfahren können oder sich mit der Familie im Garten treffen. Das alles schaffe ich körperlich nicht mehr. Ich bin froh, wenn ich einfach nur liegen kann und ein bisschen Luft bekomme. Und trotzdem kann ich dabei immer noch so viel „machen". Ich kann Musik hören, an meinem Buch schreiben, einen schönen Film anschauen, träumen oder an andere „unsichtbare Kraftpakete" verschicken. Am meisten aber freue ich mich, wenn meine Familie und meine Freundinnen da sind und mir vom Leben da draußen erzählen!

18
Im Wartezimmer der Organempfänger
Ende März 2021

Mit den ansteigenden Corona-Fallzahlen spitzt sich meine „Atemkrise“ ebenfalls weiter zu. Ich gelte nun offiziell als endgültig austherapierte Lungenpatientin und werde von meinem behandelnden Professor klinikintern an das Team der LTX-Ambulanz zwecks aktiver Listung zur Transplantation abgegeben. Ich fühle mich unsicher, da nun andere Menschen für mich zuständig sind. Ein Arzt, der für die Transplantationskandidaten zuständig ist, informiert mich in einem ersten Gespräch darüber, dass der „Ausbau“ meiner PPFE-Lunge sich im Rahmen einer Transplantation wahrscheinlich zusätzlich als schwierig gestalten könnte, da das fibrotische Lungengewebe bereits bis ins Rippenfell hinein verwachsen ist. Entsprechend höher sei somit das Blutungsrisiko beim chirurgischen Herauslösen der Lunge im Vergleich zu einer „normalen“ Transplantation.

Ich sitze mit meinem Mann und dem LTX-Arzt im Behandlungszimmer, stelle wie im Nebel meine vorab aufgelisteten Fragen und fühle mich wie in meinem eigenen Horrorfilm. Wieder habe ich das Gefühl, dass wir zu nun dritt über eine völlig andere Patientin sprechen, auf jeden Fall nicht über mich. Ich fühle mich wie betäubt.

Auf dem Rückweg nach Hause nimmt das Gedanken-Horror-Affen-Karussell bei mir im Kopf an Fahrt auf.

- Wie groß ist denn tatsächlich überhaupt noch die Wahrscheinlichkeit, in der Pandemie ein Spenderorgan zu bekommen? Aufgrund der Ausgangssperre müssen die Menschen zu Hause bleiben. Viele chronisch Kranke gehen schon seit Längerem aus Angst vor einer Covid-Infektion nicht mehr zum Arzt. Werden durch dieses Gesundheitsverhalten die Transplantationszahlen ansteigen oder eher fallen? Es gibt im Moment dazu keine offiziellen und aktuellen Fakten.

- Wie hoch sind nun für mich exakt die Risiken dieser großen Operation und der zusätzlichen Blutungsgefahr im Vergleich zum möglichen Nutzen?
- Schaffe ich es überhaupt noch, bis zum nächsten Termin in der LTX-Ambulanz (Anfang Juni) zu Hause zu leben? Wie lange gelingt mir dies angesichts des zunehmenden Sauerstoffbedarfs? Der einstellbare Flow des O_2-Gerätes ist ja begrenzt und irgendwann auch nicht mehr steigerbar.
- Oder begebe ich mich lieber vorsorglich schon früher ins Hospiz, um mein familiäres Unterstützungsteam mit den Hustenanfällen zu Hause nicht weiter zu überfordern?
- Welche Chance habe ich eigentlich statistisch gesehen, mit dieser seltenen Erkrankung und der zusätzlichen Gefahr der Coronaviren überhaupt eine Lungentransplantation zu überleben? Da ich bei einer Vitalkapazität von 27 Prozent aufgrund des permanenten Lauftrainings immer noch knapp 400 Meter gehen kann, wird mein LAS (Lungen-Allokations-Score) auf 32,8 festgelegt. Mithilfe des LAS-Index beurteilt die Eurotransplant-Zentrale, wie dringend eine Lungentransplantation erforderlich ist und wie hoch die Erfolgsaussichten für den jeweiligen Patienten sind. Da kann die Wartezeit für mich noch sehr lang sein!

Die Konfrontation mit all diesen Fragen und harten Fakten lässt mich seelisch fast zusammenbrechen. Ich weiß einfach nicht, für welchen Weg ich mich wann und wie entscheiden soll und kann.

In dieser Phase des Erkrankungsverlaufs halten mich vor allem mein Mann und meine Freundinnen Kirsten und Christine seelisch aufrecht. Ebenso sind unsere Kinder, meine Schwester und mein Vater ganz wichtige Halteseile im sozialen Auffangnetz. Es ist sehr tröstlich für mich, dass ich in ihrer Gegenwart so sein kann, wie ich mich wirklich fühle. Allein, dass immer wieder jemand von meinen Lieben für mich da ist und mit mir spricht, lässt mich sehr dankbar sein.

Das gesamte Thema Lungentransplantation ist in Zeiten von Corona für wartende Organempfänger ein doppelter Marathonlauf gegen die Zeit. Je länger die Pandemie andauert und die Inzidenzzahlen weiter ansteigen, desto voller sind die Intensivstationen. Umso abgearbeiteter und erschöpfter sind Pflegepersonal und Ärzte. Je mehr Menschen an der Covid-Infektion erkranken, desto größer ist die Wahrscheinlichkeit, dass die Organe, die gespendet werden könnten, infiziert sind. Dies sind meine nüchternen und auch makaberen Gedankengänge, die ebenso konkret im LTX-Zentrum formuliert werden.

Ein Hoffnungsschimmer für uns Transplantationskandidaten im Wartezimmer der Organe ist Anfang April die Ankündigung, dass Hausärzte nun im Rahmen der Pandemie in den Impfprozess der Bevölkerung einbezogen werden. Gleichwohl gibt es immer noch zu wenig Impfstoff in Deutschland. Da die aktuelle statistische Jahresmeldung von 2020 von der Deutschen Stiftung Organtransplantation noch nicht vorliegt, habe ich keine Information darüber, wie viele Patienten überhaupt während der Pandemie transplantiert werden konnten. In dieser Zeit überlege ich, ob ich mich nicht besser in einem größeren Transplantationszentrum operieren lassen sollte (wenn es dazu kommen sollte), wo man mehr Operationserfahrungen im Umgang mit dem „Ausbau“ einer verwachsenen PPFE-Lunge hat.

Tag und Nacht rattern die Gedanken durch meinen Kopf. Die psychische Belastung ist enorm hoch. Vor allem für meine Familie und Freunde. Deshalb nehme ich zusätzlich Kontakt zum Bundesverband der Organtransplantierten (BDO) auf. Dort macht man mir Mut, ein weiterführendes Gespräch mit einem Spezialisten zu führen, der mehr Transplantationserfahrung mit PPFE-Lungen hat.

Nach ein paar Tagen führe ich ein längeres Telefonat mit einem erfahrenen Lungenchirurgen, der mich ermutigt, den bereits begonnen Weg der LTX-Listung in der bisherigen Uniklinik weiterzugehen. Ein Wechsel in ein anderes LTX-Zentrum würde für mich bedeuten, dass ich erneut einige der anstrengenden Voruntersuchungen über mich ergehen lassen müsste. Das würde ich nun körperlich nicht mehr durchstehen können, weil es mir schon zu schlecht geht. Außerdem würde ich erneut anhand der Standardkriterien des neuen LTX-Zentrums geprüft, ob man mich dort überhaupt noch für transplantationswürdig hält. Ein LTX-Zentrumwechsel und eine entsprechende stationäre Aufnahme wären außerdem terminlich erst im Mai realisierbar und bis dahin kann ich schon nicht mehr planen.

Dieses Telefonat ist für mich sehr wichtig und aufschlussreich, denn ich kann alle für mich relevanten Fragen offen und ohne Zeitdruck ansprechen. Ich höre erneut im Himmel nach, was nun mein Weg sein soll. Ich bekomme den inneren Impuls, das Transplantationszentrum nicht zu wechseln. Ich hoffe und vertraue weiter darauf, dass mein Weg „von oben" geführt sein wird.

19
#AlleNochGanzDicht!?
April 2021

Auch im April schwappt die dritte Covid-Welle immer noch durch unser Land. Die Zahlen steigen weiter, und Ausgangssperren müssen eingehalten werden. In diesem Monat soll im Rahmen der Bundesnotbremse das Infektionsschutzgesetz geändert werden. Ab einer 7-Tage-Inzidenz von 100 soll es nun landesweit Beschränkungen privater Treffen und Ausgangseinschränkungen geben. Die Bundesregierung versucht so einheitliche Regelungen für den dritten Corona-Lockdown zu schaffen. Relativ positiv sind jedoch die Zahlen in Schleswig-Holstein. Dort können in Modellprojekten wieder Touristen kommen. Besondere Hoffnung macht mir zudem die anwachsende Impfquote.

In den Medien äußern sich in diesen Wochen 50 bekannte Schauspieler in einer Aktion #AllesDichtMachen öffentlich zur deutschen Corona-Politik. Pauschalisierte Äußerungen prominenter Schauspieler zum politischen Umgang mit der Coronakrise stehen der Empörung der Angehörigen von an Corona Verstorbenen und der von erschöpften Pflegekräften und medizinischem Personal gegenüber. Der Videobeitrag eines bekannten Schauspielers, der abwechselnd in zwei Tüten ein- und ausatmet, um auf diese Weise sich und andere vor der Corona-Pandemie zu schützen, macht mich sprachlos und sehr nachdenklich!

Auch wenn ich durchaus ein Faible für schwarzen Humor habe – dieser Videobeitrag überschreitet mein Satireverständnis. Offensichtlich fehlt ihm nicht nur Basiswissen in Bezug auf Infektionsübertragungswege, sondern er hat wahrscheinlich noch nie lang andauernde Atemnot durchlebt. Nur wem die Eigenbetroffenheit fehlt, kann solche Sprüche machen! Ich frage mich zu diesem Zeitpunkt der Pandemie, wer hier in der Gesellschaft eigentlich „#NochDicht“ ist?!

Langsam setzt sich immer mehr das Frühlingswetter durch und meine Freude über den Sonnenschein, die Frühlingsblumen und das Vogelgezwitscher wächst. Demgegenüber sprießt die Sorge vor dem zunehmend warmen Wetter und den Blütenpollen. Ich ahne innerlich irgendwie, dass ich nicht mehr lange leben werde, obwohl ich es andererseits auch nicht wirklich wahrhaben will. Dennoch ist mir vom Verstand her klar, dass ich an meinem Geburtstag im August nicht mehr da sein werde. Es ist eine gefühlsmäßig ambivalente Zeit!

Seit dem 8. April bin ich nun offiziell aktiv bei Eurotransplant gelistet. Mein LAS-Index liegt Ende April 2021 bei 33,7. Mittlerweile bin ich nun fast 24 Stunden am Tag am Flüssigsauerstoff. Schon bei geringsten Anstrengungen muss ich das O_2-Gerät von zwei Liter auf Maximalflow hochstellen. Bis zu zehn Mal täglich habe ich starke Hustenattacken mit Sauerstoffmangel, die meine Lebensqualität stark beeinflussen. Dies ist vor allem in der ersten Tageshälfte der Fall.

Es sind mittlerweile zusammengerechnet viele Stunden am Tag, die ich am Boden hockend mit Atemarbeit, Abhusten und Hochatmen beschäftigt bin. An den Ellenbogen, Knien und Fußrücken habe ich dadurch inzwischen eine feste Hornhautschicht entwickelt. Es gibt dennoch kurze Phasen am Tag, in denen ich im Garten noch ein bisschen ohne zusätzlichen Sauerstoff sitzen oder liegen kann. Dies ist manchmal nachmittags der Fall, wenn ich draußen ganz ruhig und ohne jegliche Muskelaktivität an der frischen Luft bin. Für Außenstehende (z. B. Nachbarn) ist es dann möglicherweise nicht nachzuvollziehen, wie krank ich tatsächlich bin. Von außen sieht ja alles „normal“ aus; eine lesende Frau im Garten. Wie fragil mein Zustand hinter meinem gesund wirkenden äußeren Erscheinungsbild ist, der sich von jetzt auf gleich plötzlich in einen Hustenanfall mit akuter Atemnot verwandeln kann, bekommen viele nicht mit. Meist bahnt sich dies an, und wenn ich merke, dass eine schwere Hustenattacke kurz bevorsteht, gehe ich frühzeitig genug ins Haus und schließe die Türen, damit man mich nicht husten hören kann. Ich kann und will es ja selbst manchmal immer noch nicht glauben, wie wenig Lungenfunktion ich inzwischen nur noch habe.

Auch im Wald kann ich jetzt nur noch sehr kurze Strecken sehr langsam bergab gehen. Auch im Freien benötige ich jetzt sechs Liter Flüssigsauerstoff. Manchmal bin ich nicht in der Lage, einen Fuß höher als fünf Zentimeter anzuheben, und ich erschrecke selbst über meine Kraftlosigkeit und mein Unvermögen, einen Fuß vor den anderen zu setzen.

Von Flüssigsauerstoff abhängig zu sein, bedeutet für mich noch mehr Organisationsaufwand im Umgang mit diesem Hilfsmittel. Ich brauche nun von anderen Menschen Unterstützung, die notwendigen Utensilien (Sauerstoffschläuche, Auffüllen der O_2-Tanks) zu organisieren, und bin jetzt im Haus noch mehr „angebunden“. Mein Radius beträgt nur noch 15 Meter und wird durch den langen O_2-Kunststoffschlauch begrenzt. Das Handling des Schlauchs erfordert in der Wohnung vorausschauendes Denken und starke Nerven, weil dieser sich ständig an Türgriffen, am Geländer, unter den Zimmertüren oder unter den Rollen meines Schreibtischstuhls in der Küche verheddert. Ebenso verdreht er sich aufgrund der Länge in sich selbst und produziert dadurch Knoten, die zu entwirren unendlich viel Kraft kostet. Das Entknoten schaffe ich oft nicht mehr allein und immer wieder helfen mir meine Lieben dabei.

Ebenso brauche ich nun immer jemanden, der unterwegs mein Equipment tragen hilft, da die Flüssigsauerstoffflasche wesentlich schwerer ist als mein mobiler Sauerstoffkonzentrator. Mit zunehmendem Krankheitsverlauf und durch die Sauerstoffabhängigkeit fällt mir auch das Sprechen jetzt sehr schwer. Je nachdem, was ich an Anstrengungen tagsüber schon geleistet habe, können meine Atemmuskeln den Sprechvorgang abends kaum noch unterstützen. Ich beobachte erstaunt die Reaktionen der Menschen darauf.

In Telefonaten mit fremden Personen kommt es jetzt häufiger vor, dass man mich nicht mehr aussprechen lässt. Oder dass man mir während einer Unterhaltung die Worte vorweg in den Mund legt, die ich eigentlich gar nicht sagen möchte. Ich habe den Eindruck, dass viele Menschen nicht mehr wirklich die Zeit und Geduld haben, mir bis zum Ende zuzuhören. Vielleicht ist es aber auch Unsicherheit oder Überforderung, weil sie meine „Luftnot-Sprechweise" kaum aushalten können. Es passiert manchmal, dass Menschen mir plötzlich im Gespräch mitteilen, dass sie ein Telefonat beenden möchten, weil sie den Eindruck haben, dass mir das Sprechen zu viel wird. Obwohl ich mich selbst vielleicht noch in dem Moment verbal fit fühle und sich nur mein Sprechtempo vielleicht ein bisschen langsamer oder abgehackter anhört.

Andere informieren mich per WhatsApp darüber, dass sie mich nicht mehr anrufen wollen, weil sie denken, dass für mich das Sprechen zu anstrengend ist. Wie kann es sein, dass andere angeblich besser einschätzen können, was mich in dieser Phase der Erkrankung zu sehr anstrengt? Es war schon immer sehr schwer für mich, Unterstützung von anderen Menschen annehmen zu müssen. Aber wenn ich nun auch noch meine Selbstbestimmtheit aufgeben muss, bedeutet das für mich die Höchststrafe, die zur tödlichen Diagnose noch obenauf gepackt wird.

Besonders deutlich wird mir meine veränderte Sprechkompetenz durch das Verhalten von mir fremden Personen. Wenn ich mit FFP2-Maske und Rollstuhl unterwegs bin, nehme ich wahr, dass man nun nicht mehr mit mir selbst, sondern mit meiner Begleitperson, die mich schiebt, spricht. Und zwar über meinen Kopf hinweg. Das geschieht erstaunlicherweise vor allem im Dialog mit Fachpersonal. Offensichtlich ist manchen im Gespräch mit mir nicht bewusst, dass nicht nur mein Bewegungsapparat gesund ist, sondern auch meine geistige Denkfähigkeit noch zu 100 Prozent funktioniert. Ich habe lediglich nicht mehr genug Luft und somit keine Kraft, laut zu sprechen oder längere Strecken laufen zu können.

Mir würde es helfen, wenn man im Gespräch mit mir auf „Ja/Nein-Fragen" umswitcht, die ich dann ohne Kraftanstrengung locker mit Kopfnicken oder -schütteln beantworten könnte. Dazu müsste man sich mir mit dem Gesicht zuwenden und auf gleiche Augenhöhe mit mir begeben. In der pflegewissenschaftlichen Fachsprache nennt man das auch (Achtung, jetzt geht die Pädagogin mit mir durch!) „kommunikative Kompetenzen im Umgang mit spezifischen Patientengruppen". Es wäre ein Traum für Patienten, wenn mit ihnen gerade jetzt in der pandemischen Lage relevante Anordnungen besprochen und (sinnvoll vorausschauend) abgesprochen würden, damit ein zielgerichteter Versorgungs- und Beziehungsprozess besser gelingen könnte. Ich weiß natürlich auch, wie schwer und herausfordernd es ist, eine ganze Dienstzeit lang zielgerichtet und reflektiert mit Menschen, die einem anvertraut werden, kommunizieren zu müssen.

Durch die krankheitsspezifischen Einschränkungen meiner Bewegungs- und Sprechfähigkeit verschärft sich für mich im dritten Lockdown die soziale Isolierung noch einmal mehr. Ich bin jetzt fast nur noch zu Hause und von meiner Familie umgeben. Außenkontakte habe ich momentan nur noch mit einer Handvoll Freunden. Besonders Kirsten ist für mich nicht nur in seelischen, sondern auch in vielen alltagspraktischen Angelegenheiten eine unglaubliche Stütze. An regelmäßigen Tagen in der Woche sind wir nach wie vor verabredet, damit ich meine Bewegungseinheiten in Begleitung mit ihr (manchmal noch im Wald) umsetzen kann. Auch sie zieht mich nun seit Monaten geduldig an den Walkingstöcken hinter sich her durch die Botanik. Wenn ich Kirsten und Michel in den letzten Jahren nicht an meiner Seite gehabt hätte, wäre es mir niemals gelungen, meine Lunge im fortgeschrittenen Prozess der Erkrankung so lange dehnungsfähig und mich selbst körperlich so beweglich zu halten.

Neuerdings ist Kirsten auch unsere „Gemüse-Zalando-Frau“ und unterstützt unser Familiensystem zusätzlich dadurch, dass sie von Beginn der Corona-Krise an wöchentlich die Einkäufe beim Gemüsehändler erledigt.

Immer wieder backt sie samstags für uns einen Kuchen. Auch das ist ein riesengroßer Segen für mich, denn es ist für mich schwierig geworden, mein Körpergewicht zu halten. Ich nehme immer mehr ab, weil der Kalorienverbrauch durch die erhöhte Atemarbeit sowie der Abbau der Skelettmuskeln mittlerweile wirklich enorm sind. Da das Atmen nun einmal wesentlicher und existenzieller ist als die Nahrungsaufnahme, verzichte ich immer wieder auf das Essen. Schon das Kauen ist jetzt schon sehr anstrengend für mich und verbraucht zusätzlich Sauerstoff. Ich weiß, wie wenig Zeit meine Freundin eigentlich zur Verfügung hat und dass ihre Familie ebenso viele Aufgaben im Alltag jetzt von ihr übernimmt, damit sie mir ihre Unterstützung geben kann. Umso wertvoller sind für mich diese lebenserleichternden Gemüse- und Kuchenangebote von Kirsten.

Ende April ist endlich die hoffnungsvolle Nachricht in der Zeitung zu lesen: Impftermine für alle Bundesbürger ab Juni 2021! Ich vermute, dass es demnächst in Deutschland bestimmt viel zu viel Impfstoff geben wird, dass man die Bevölkerung zum Impfen „motivieren“ muss. Wahrscheinlich werden dann in unserem Land eher die abgelaufenen Impfseren vernichtet, als dass sie (vorausschauend geplant) in den Entwicklungsländern verimpft werden. Es wird sich womöglich eine ähnliche Vorgehensweise entwickeln wie der Umgang mit Schutzmasken-, Lebensmittel- und Gebrauchsgüterüberschüssen. Was ist das bloß für eine verrückte Welt!?

Ein befreundetes Ehepaar besucht mich in diesen Wochen in unserem Garten und erzählt von der bevorstehenden Hochzeit ihrer Tochter und dass sie im Oktober Großeltern werden. Ich freue mich sehr mit Sonja und Peter über die fröhlichen und hoffnungsvollen Aussichten in ihrem Leben. Nachts jedoch liege ich lange wach und ein „Gefühlsbumerang“ schlägt bei mir ein. Auch wir könnten Großeltern werden und hätten die Hochzeiten unserer Kinder feiern können. Wir sind jetzt in einer Lebensphase, in der wir endlich wieder ein bisschen mehr Zeit für uns als Paar haben und die Zeit genießen könnten. Alles Konjunktive! Hätte, würde, wäre, könnte… all das wird aber leider bei uns nicht mehr möglich sein!

Im Unterricht habe ich den Lernenden immer erklärt, dass man sich den Menschen als ein Mobile vorstellen kann, das aus Körper, Geist und Seele besteht und ständig in Bewegung ist. Man bekommt im Pflegeberuf sehr schnell einen Blick dafür, welche Äste des Mobiles in der Balance sind und welche nicht. Nun muss ich selbst gut aufpassen, dass mein Seelenärmchen nicht „abknickt“ und das Mobile nicht in eine Disbalance gerät. Es ist für mich jetzt wichtig, dass ich mir immer wieder bewusst mache, wie viele schöne Momente ich bereits erleben durfte und wie reich ich in meinem Leben beschenkt worden bin. Ich schaue mir Fotos aus vergangenen Tagen an, und im inneren Dialog mit Gott bedanke ich mich für die vielen Sekundenglücksmomente, die mir immer wieder zuteilwurden. Alles, was für mich jetzt noch kommt, fühlt sich wie eine Zugabe in meinem „Lebenskonzert“ an.

An diesem Buch zu schreiben, fällt mir inzwischen körperlich immer schwerer. Auch das Denken wird mühsamer, denn durch den hohen CO_2-Gehalt im Blut bin ich ständig müde und brauche nun täglich alle Kraft, um nicht in passive Antriebslosigkeit zu verfallen. Oft frage ich mich jetzt: Warum soll ich noch nach draußen gehen und mich mit Atemnot quälen? Was hat es für einen Sinn, noch langsamer als eine Schnecke durch den Wald zu kriechen? Ohne meinen Mann und Kirsten würde ich mich jetzt oft nicht mehr aufraffen und die Strapazen auf mich nehmen. Ihre Kreativität, mich immer wieder zu „bewegenden Waldexperimenten“ zu motivieren, ist unglaublich! Auch wenn die Bewegungseinheiten von der Distanz her betrachtet nun sehr kurz sind, kosten sie mich jetzt mehr Zeit und Energie als je zuvor.

Endlich ist es aufgrund des wärmeren Wetters wieder möglich, dass ich mich unterwegs auf einer Bank oder einem Baumstumpf ausruhen und in Ruhe hochatmen kann. Wir benötigen mittlerweile für unsere Laufstrecke, die wir früher in fünf Minuten gelaufen sind, über eine Stunde und sehr, sehr viele Pausen! Auch hier hilft es mir, wenn die beiden mir aufzeigen, dass der Weg das Ziel ist und es egal ist, wann man wo ankommt. Hauptsache, wir sind in Bewegung. Es ist für mich allein schon ein Wunder, dass dies mit einer Lungenfunktion von etwa 23 Prozent überhaupt noch möglich ist!

Ich spüre, dass ich mich nun bald für den Weg ins Hospiz entscheiden muss, weil es mir zunehmend schlechter geht. Von den LTX-Ärzten habe ich gehört, dass momentan in der Uniklinik aufgrund der Pandemie immer weniger Lungen transplantiert werden. Mir ist klar, dass meine Tage nun überschaubar und gezählt sind.

Ich frage meinen behandelnden Oberarzt, ob ich theoretisch auch im Hospiz auf ein Organ warten kann, wenn ich meinen Alltag zu Hause nicht mehr ohne professionelle Hilfe bewältigen kann. Ich frage ihn das, um meinen Angehörigen eine Entscheidung für die Hospizeinweisung besser begründen zu können.

Er schaut mich nachdenklich an und meint, das Hospiz habe in der Versorgung von Schwerstkranken eine ganz andere Zielsetzung als eine Uniklinik und ein Warten auf ein Organ in einem Hospiz sei eigentlich unüblich. Dennoch spreche ich über diesen Wunsch mit den Hospizleitungen zweier unterschiedlicher Einrichtungen. Aus deren Sicht ist es zwar selten, dass jemand im Hospiz auf ein mögliches Spenderorgan wartet, wäre aus ihrer Sicht jedoch durchaus realisierbar. Ich vereinbare mit beiden Einrichtungen, dass sie mich jeweils auf ihre interne Warteliste setzen. Ich werde entscheiden können, ab welchem Zeitpunkt sie mich regelmäßig anrufen sollen, wenn ein Bett in ihrer Einrichtung frei geworden ist. Zudem kann sich meine liebe und erfahrene Palliativkollegin Dagmar vorstellen, mich in der Finalphase im Hospiz zu begleiten, und der fachlich fundierte Austausch mit ihr beruhigt mich innerlich ebenfalls sehr.

Diese Absprachen entlasten mich sehr. Ich bin erleichtert, dass ich nun täglich flexibel prüfen kann, ob ich noch einen weiteren Tag bei meiner Familie zu Hause bleiben oder mich von den

Profis im Hospiz palliativ begleiten und versorgen lassen möchte. Ich bin auch froh, dass ich diesen „Deal" offen mit meiner Familie besprechen kann und sie meinen Wunsch respektieren.

20
Pollenalarm
Mai 2021

Inzwischen ist es Mai, und es werden zu Monatsbeginn innerhalb eines Tages Temperaturdifferenzen von 15 °C gemessen. Entsprechend heftig entwickelt sich jetzt in der Natur der Pollenflug. Es ist ein wirkliches „Pollen-Spaßwetter" für Allergiker! Mit dem Anstieg der Wettertemperaturen geht es mir zu Hause immer schlechter. An schwülen Tagen kann ich soeben noch die kurze Distanz zwischen Wohnzimmer und Bad bewältigen. Jedes Treppensteigen wird zu einem Kraftakt, den ich vermeide. Abends werde ich von Michel und unserer jüngsten Tochter unter High-Flow-Sauerstoff alle Treppenstufen in die Schlafetage hochgeschoben und halb getragen.

Trotz meiner Situation habe ich schon wieder „Föhrweh", und aufgrund der extremen Pollensituation im Siegerland beschließen wir noch einmal spontan für zwei Wochen blütenstaubarme Seeluft auf Föhr zu tanken, obwohl dies jetzt ein wirklich riskantes Vorhaben ist. Wir sind zuversichtlich, dass bis Ende Mai noch mehr Menschen geimpft worden sind und durch die angestrebte „Herdenimmunität" das Virus eingedämmt wird.

Diesmal ist die Abreise auf die Insel nicht mehr so einfach umzusetzen, weil es offensichtlich aufgrund der Pandemie keine

Möglichkeit gibt, mein mobiles Flüssigsauerstoffgerät irgendwo auf Föhr aufzutanken. Die verschiedenen Reha-Kliniken, die dies vor Beginn der Pandemie gegen ein Entgelt ermöglicht haben, lassen nun keine fremden Personen mehr in ihre Einrichtungen hinein. Ich verbringe Stunden damit, in telefonischen Warteschleifen von Krankenkasse und Sanitätsfachhandel die Sauerstoffversorgung für die Reise zu organisieren. Hierbei erfahre ich, dass der Sanitätsfachhandel wegen des hohen Zulaufs von sauerstoffpflichtigen Post-Covid-Patienten mindestens sechs bis acht Wochen Vorlaufzeit benötigt, um eine Flüssigsauerstoffversorgung am Urlaubsort zu ermöglichen. Pech für alle Menschen, die nicht mehr so viel Lebenszeit zur Verfügung haben!

In dieser Situation fällt mir der Satz ein, den ein junger Tumorpatient einmal zu mir gesagt hat: „Nicht jeder Mensch hat das Glück, alt zu werden!"

Wir entscheiden uns, trotzdem zu fahren. Um sauerstofftechnisch adäquat versorgt zu sein, kontaktiere ich meine Krankenkasse, weil ich weiß, dass sie leistungsstärkere mobile O_2-Konzentratoren ihren Patienten bis zu vier Wochen im Jahr ausleiht. Da man diese unterwegs auch am Zigarettenanzünder aufladen kann, ist somit eine Sauerstoffversorgung z. B. im Falle eines Staus während der Fahrt abgesichert. Mithilfe meines großen Sauerstoffkonzentrators und des mobilen Konzentrators bin ich dann zumindest in der näheren Umgebung unserer Unterkunft versorgt, da beide Geräte Strom benötigen bzw. eines über Akku betrieben werden kann. Das bedeutet, dass ich mich zumindest in einem Radius von 15 Meter Sauerstoffschlauchlänge bewegen kann. Ich werde im Strandkorb sitzen können und noch einmal die pollenarme Meeresbrise atmen können. Vielleicht kann ich ja doch noch auf der Insel eine Möglichkeit organisieren, um irgendwo für ein paar kleinere Ausflüge mein mobiles

Flüssigsauerstoffgerät auftanken zu können. Ich habe einfach keine Lust, mich immer damit abzufinden, dass manche Dinge angeblich nicht funktionieren.

Mein Mann ist jetzt der einzige Mensch, dem ich momentan noch die Verantwortung zutraue, mit mir auf Reisen zu gehen. Ich bin jetzt körperlich so eingeschränkt, dass ich „ans Meer gebracht" werden muss. Auch das ist eine ganz neue Erfahrung für mich, in einer passiven Rolle zu sein, die ich jedoch dank Michels Sensibilität selbstbestimmt mitentscheiden darf. Das bedeutet mir sehr viel, vor allem seitdem ich viele spontane Ideen nicht mehr so einfach umsetzen kann.

Und wieder richte ich mich himmelwärts aus und frage nach, ob ich das Risiko, noch einmal auf die Insel zu fahren, eingehen soll, obwohl es dort keine Flüssigsauerstoffversorgung für mich gibt. Der „Architekt" gibt mir grünes Licht und wird für alles sorgen, was ich brauche.

Tatsächlich bewahrheitet sich dies durch die Unterstützung von „meiner" Inselkrankenschwester Silke, die ich im Rahmen einer Reha-Maßnahme auf Föhr kennengelernt habe. Als ich zu Beginn meiner Erkrankung damit beschäftigt war, meine unheilbare Diagnose annehmen zu lernen, war sie als Krankenschwester in der Reha-Klinik für mich zuständig. Sie hat mich damals einmal seelisch aufgefangen, als ich aufgrund meiner Prognose völlig verzweifelt war.

In dieser untröstlichen Situation hat sie damals einfach das Schwesternzimmer abgeschlossen, um mit mir ungestört sprechen zu können. Sie hat mich dann in diesem Gespräch gefragt, ob sie für mich ein bisschen beten darf, und das hat mir unendlich gutgetan und mich ruhig werden lassen. Seitdem haben wir uns angefreundet. Sie ist ein ganz besonders wertvoller Mensch für mich.

Durch ihre friesischen Inselkontakte kann sie nun mein Problem der Beschaffung von Flüssigsauerstoff lösen. Sie „schnackt“ mit ihrem Chefarzt, und er willigt ein, dass ich ihr außerhalb des Klinikgeländes mein O_2-Gerät übergebe, damit sie es mit Flüssigsauerstoff füllt, wann immer ich es brauche. Ich bin überglücklich! Wir vereinbaren, dass ich, wenn sie Dienst hat, vor der Klinik auf sie warte, und sie mir dann das Sauerstoffgerät auffüllt. Dadurch erweitert sich mein Radius enorm, und ich kann mich je nach Tagesform noch einmal in Ruhe von den schönen, lieb gewonnenen Orten der Insel endgültig verabschieden.

In der Zeit, die ich auf der Insel verbringe, werde ich von der „aktiven“ Eurotransplant-Liste genommen, da ich es zeitlich nicht umsetzen könnte, innerhalb einer Stunde in der Uniklinik zu sein, falls ein Spenderorgan zur Verfügung stünde. „Das ist ja cool, dass man sich von der Transplantationsliste ‚auf Urlaub‘ setzen lassen kann!“, meint eine Bekannte zu mir, als sie von unseren Reiseplänen hört.

Viele Menschen ahnen nicht, welcher enorme psychische Druck sich seit dem Moment der aktiven Eurotransplant-Listung im gesamten Familiensystem aufbaut. Durch die Aktivsetzung auf der Listung ist man verbindlich verpflichtet, rund um die Uhr telefonisch erreichbar zu sein und sofort alles liegen und stehen zu lassen, um transplantiert zu werden.

Zur psychischen Belastung kommen immer mehr zusätzliche Arbeits- und Aufgabenbereiche, die von allen anderen im Familiensystem übernommen und organisiert werden müssen. Das erfordert viel Geduld, Toleranz und Transparenz in den sich anbahnenden Fragen vonseiten aller Beteiligten. Vor diesem Hintergrund mag mein Entschluss, auf die Insel zu fahren, taktisch vielleicht völlig unklug und auch unverantwortlich erscheinen.

Für mich aber ist er in dieser Erkrankungsphase emotional absolut notwendig! Ich brauche jetzt ein letztes Mal den Blick auf das Meer, die Bilder von Möwen, Austernfischern und Wattenmeer für meine Seele. Und möchte vor allem die pollenarme Meeresluft atmen und in Ruhe Abschied nehmen, bevor es demnächst ins Hospiz oder ganz vielleicht auch noch ein letztes Mal in die Uniklinik geht.

Die Hoffnung auf eine pollenarme „Meeres-Dauerinhalation" lässt mich jedoch jetzt schon seelisch aufatmen! Ich bin mir sehr bewusst, dass dies sehr wahrscheinlich der letzte Aufenthalt auf der Insel für mich sein wird. Da wir aufgrund der Sauerstoffgeräte und des sonstigen Equipments keinen Platz mehr im Auto für den Rollstuhl haben, überlege ich, welche alternativen Bewegungsmöglichkeiten es gibt, um an den Strand zu gelangen.

Und wieder bekomme ich unerwartet Unterstützung! Als Silke von meinem Bewegungsproblem erfährt, bringt sie mir abends ihr E-Bike vorbei, damit ich testen kann, ob ich es schaffe, damit noch zu fahren! Sie ist einfach eine Lichtgestalt! Es klappt tatsächlich an manchen Tagen, noch ein kleines Stück zu fahren (mit maximalem Flow am Sauerstoffgerät), und dadurch werde ich tatsächlich unerwarteterweise doch noch ein bisschen flexibler.

Dem Himmel sei Dank, dass mir im Laufe meines Lebens schon so oft menschliche Engel begegnet sind, die mich auf kreative Weise mit allem, was immer ich gerade brauche, versorgen.

An den Tagen, an denen ich kaum noch Luft und Kraft habe, um selbstständig zu gehen, schiebt mein starker Michel mich auf dem Fahrrad zum Strand. Diese Möglichkeit der Fortbewegung hat für mich eine ganz andere Qualität, als im Rollstuhl geschoben werden zu müssen. Obwohl ich mich jeden Tag bemühe, auf meine Art noch „Muskeltraining" zu machen, beobachte ich an mir selbst, wie sich trotz der mir noch möglichen Gymnastik meine Muskeln, vor allem an Armen und Beinen, immer weiter abbauen. Es ist jeden Tag ein Kampf gegen die Antriebslosigkeit, die durch den CO_2-Anstieg der Atemnot entsteht, der gewonnen werden will.

An den Tagen am Meer blicke ich häufig auf mein Leben zurück. Ich reflektiere einmal, an welchen Eckpunkten meines Lebens ich in der Vergangenheit bereits erfahren habe, dass ich bei Luftknappheit keine Panik haben muss. Mir wird bei diesen Überlegungen bewusst, dass ich eigentlich schon vor vielen Jahren auf meine jetzige Situation, mit wenig Atemluft auskommen zu müssen, auf besondere Weise vorbereitet wurde. Man könnte auch hier vielleicht annehmen, die folgende Geschichte sei Zufall. Ich aber empfinde es zurückblickend so, dass es ein Teil des Plans vonseiten des „Lebensarchitekten" für mein Leben gewesen ist. Aber jetzt der Reihe nach erzählt:

Schon seit Kindertagen liebe ich Musik und habe deshalb Flöte und Gitarre spielen gelernt. Mein Lieblingsinstrument ist jedoch immer die Oboe gewesen. Wer einmal darauf achtet, welche Musik in Filmszenen gespielt wird, wird feststellen, dass an besonders berührenden Stellen oft eine Oboe spielt. Wer einmal Albrecht Mayer (Berliner Philharmonie) oder Heinz Hollinger gehört hat, weiß, wie schön dieses Instrument klingen kann!

Als Teenager war es für mich nicht möglich gewesen, mein Trauminstrument zu erlernen. Ich weiß noch, wie ich als junge Frau in einem Konzert einmal dachte, wie schön es doch gewesen wäre, wenn ich dieses Instrument als Kind hätte erlernen dürfen, und wie sehr ich mich darüber gefreut hätte. Irgendwann, als ich mal wieder diesen Gedanken nachhing, ermunterte mich mein Mann: „Jetzt fang doch endlich mal an, deinen Traum in die Realität umzusetzen! Hör endlich damit auf, deinem Kinderwunsch nachzutrauern!" Sein Motto ist: Nicht schwätzen, sondern machen!

Und damit hat er recht. Träume sind dazu da, um gelebt zu werden! Kurz entschlossen begann ich mit dem Oboenunterricht in der Musikschule. Die Oboe ist ein Holzblasinstrument mit einem sogenannten Doppelrohrblatt-Mundstück. Es ist leicht konisch zulaufend und ähnlich dünn wie ein Strohhalm. Obwohl man es vielleicht nicht glauben mag, kann die Oboe trotz des superdünnen Mundstücks den Musiker während des Spiels mit ausreichend Sauerstoff versorgen, indem bestimmte Atemtechniken eingeübt werden. D. h. die Atemmuskulatur wird kontinuierlich durch Ring- und Stützatmung, die sogenannte „Zirkuläratmung", trainiert und beansprucht. In Bezug auf die Atemtechnik nimmt die Oboe unter allen Blasinstrumenten eine besondere Stellung ein. Kein anderes Blasinstrument kann mit einem einzigen Atemzug so lange Soli spielen wie die Oboe. Die Ursache dafür liegt tatsächlich in der Beschaffenheit des Mundstückes.

Für meine Familie war es anfangs nicht immer leicht, mein Oboenspiel und die Tonleiterübungen zu ertragen. Eine unserer Töchter kommentierte einmal: „Mama, wenn du spielst, hört es sich so an, als wenn du gerade mal wieder eine Ente totschlägst!"

Zunächst spielte ich nur mit meinem Oboenlehrer in der Musikschule. Irgendwann begann ich dann zum Leidwesen unserer ältesten Tochter in ihrem Schulorchester mitzuspielen (ich war 38 Jahre alt), da ich unbedingt die Orchestersprache dort lernen wollte. Später wechselte ich in das städtische Liebhaberorchester. Es gab dort professionelle Spieler in meinem Alter, aber auch Musiker, die einfach nur aus Liebe zur Musik mitmachten. Jahrelang genoss ich es sehr, dort wöchentlich an den Proben teilnehmen zu dürfen. Bis zur Coronakrise habe ich als „zweite Oboe“ mitgespielt. Ich lebte dort meinen Jugendtraum und hatte in dieser Zeit tatsächlich einmal die Gelegenheit, bei einem Musikprojekt in der Philharmonie mitzuspielen.

Nun, im Rahmen meiner Lungenerkrankung erwies sich, dass mein Hobby zugleich einen wichtigen positiven physiotherapeutischen Effekt hatte. Ich habe durch das Musizieren gelernt, dass ich trotz der wenigen Atemluft bedingt durch das dünne Mundstück immer noch mit ausreichend Sauerstoff versorgt werde. Ich weiß seitdem auch, dass ich zum effizienten Atmen gar nicht so viel Luft brauche, wie ich immer meine. Weniger ist auch hierbei mehr! Ich muss eigentlich nur bewusst ökonomisch atmen und bekomme trotz der Anstrengung immer noch genügend Luft. Diese Erfahrung hat sich durch das tägliche Üben mit meinem Instrument in meinem Bewusstsein tief verankert. Und nun hilft sie mir, bei massiver Atemnot ruhig und gelassen zu bleiben.

Auch wenn ich meine Oboe krankheitsbedingt nicht mehr spielen kann, liebe ich es immer noch sehr, Orchestermusik zu hören, und ich verfolge die Musikstücke nach meinen Noten mit. Zwischendurch schließe ich die Augen und kann mit meinem eigenen Gefühl für Rhythmus hören, atmen und auch innerlich mitspielen.

21
Flausen im Kopf
Juni 2021

Die Meteorologen prognostizieren den heißesten Sommer in Europa seit Beginn der Wetteraufzeichnungen. Das Sommerwetter bewirkt, dass in diesem Monat die Inzidenzzahlen weiter deutlich zurückgehen. Somit werden die Corona-Maßnahmen entsprechend weiter deutlich gelockert. Das lang ersehnte Licht am Ende des Tunnels der Coronaeinschränkungen scheint nun endlich da zu sein.

Ich bin allerdings skeptisch, ob wir die Pandemie wirklich schon überwunden haben. Ich glaube das nicht. Das Virus ist weiterhin unter uns und wird es wahrscheinlich aufgrund der Mutanten auch zukünftig bleiben. In diesen turbulenten Wochen bin ich damit beschäftigt, meinen Impfstatus für die Eurotransplant-Listung zu komplementieren. Ich muss mich im Vorfeld noch gegen Gürtelrose impfen lassen. Die zweite Covid-Impfung habe ich bereits im März bekommen und auch Antikörper aufbauen können.

Trotz der momentan geltenden pandemischen Einschränkungen möchte ich jeden mir noch verbleibenden Augenblick wahrnehmen und genießen. Ich habe immer wieder neue Flausen im Kopf und Ideen, was ich noch erleben möchte, weil es mir einfach Spaß macht! Ich habe einfach keine Lust, mir meine Lebensfreude nehmen zu lassen, nur weil mein Lungenorgan nicht mehr funktioniert!

Letzte Woche stand erneut unser Hochzeitstag an. In zwei Jahren könnten wir unsere Silberhochzeit feiern, aber mir ist bewusst, dass ich diesen besonderen Tag nicht mehr erleben werde. Deshalb möchte ich gern in diesem Jahr unsere Silberhochzeit vorzeitig zelebrieren, obwohl sich dies vielleicht verrückt und auch ein bisschen makaber anhört.

Wider Erwarten finden unsere Mädels meine Idee auch super und helfen mir geduldig in mein Hochzeitskleid. Seit 23 Jahren habe ich es mir zur Gewohnheit gemacht, mein Brautkleid einmal im Jahr an unserem Hochzeitstag anzuziehen. Einfach nur so, um zu schauen, wie es sich noch so anfühlt und ob es mir überhaupt noch passt.

In diesem Jahr sitzt der seidige Stoff aufgrund des Muskelabbaus ziemlich luftig an meinen Körper. Es fühlt sich schon irgendwie bizarr und seltsam an, während ich im Hochzeitskleid mit Sauerstoffbrille umgeben von unseren Mädels auf der Gartenliege liege und einen der schönsten Tage meines Lebens in meinem Gedächtnis vorbeiziehen lasse.

Erinnerungen kommen hoch. Ich spreche mit unseren Mädchen auch darüber, dass ich mir wünsche, dass Michel sich eine neue Partnerin sucht, wenn ich nicht mehr da bin. Ich weiß, dass unsere Kinder daran momentan nicht denken können und wollen. Es ist mir wichtig, dass unsere Töchter diesen Wunsch von mir selbst erfahren, damit sie später vielleicht eine Ersatz-Mama leichter zulassen können. Als mein Mann abends müde aus dem Betrieb nach Hause kommt, fordere ich ihn zum langsamsten Schneckenwalzer meines Lebens in der Küche auf. Was für ein Spaß! Unsere Töchter freuen sich mit uns und zücken ihr Handy für ein neues Hochzeitsvideo.

Ich bin immer wieder zu Tränen gerührt, wenn sich meine Lieben neue, verrückte Möglichkeiten überlegen, die ich bewegungstechnisch noch schaffen kann. Beispielsweise „eskortiere" ich neuerdings Michel mit dem E-Bike beim Joggen. Es kommt dann immer wieder vor, dass ich unterwegs einen „Hustenflash" habe. Dann ist es für mich sehr hilfreich, wenn mein Mann mein

Fahrrad hält, ich absteige, mich schnell hinknien kann, abhuste und langsam wieder hochatmen kann. Für Außenstehende sieht das vielleicht schlimm und wie ein Notfall aus. Aber Michel gibt dann vorbeigehenden Spaziergängern ganz ruhig und cool zu verstehen, dass wir alles im Griff haben und keinen Notarzt benötigen.

Ich wundere mich immer wieder über ihn, wie geduldig und ruhig er in diesen Situationen bleibt. Eigentlich ist er eher ein impulsiver und temperamentvoller Mann, der sich gern auch schon mal wegen aller möglichen Dinge richtig aufregen kann. Im Inneren jedoch hat er einen hochsensiblen Charakter, der nun so richtig zum Vorschein kommt!

Als die Freibäder wieder öffnen, habe ich unglaubliche Sehnsucht, (vielleicht ein letztes Mal) zu „schwimmen" oder zumindest noch einmal viel Wasser um mich herum zu spüren. Ich plane, mit unserer ältesten Tochter ins Freibad zu fahren. Aufgrund der Pandemie erkundige ich mich vorab beim Bademeister, wie viele Besucher sich bereits dort aufhalten und ob ich, ohne durch das Innengebäude gehen zu müssen, auf dem direkten Weg Zugang zu den Freibecken haben kann, um Kontakte zu vermeiden. Er informiert mich darüber, dass das Nichtschwimmerbecken komplett frei ist, und bietet mir sogar an, mich am Parkplatz mit dem Rollstuhl abzuholen. Dass ich mit Sauerstoffschlauch schwimmen möchte, sei für ihn überhaupt kein Problem. Meine Seele jubelt vor Freude!

Schon beim Anblick des Wassers nach fast einem Jahr „schwimmloser Zeit" muss ich weinen. Es gelingt mir tatsächlich, noch im Kinderbecken ein paar kurze Bahnen gehend zu „schwimmen". Unsere älteste Tochter sitzt dabei am Beckenrand, managt das Handling mit dem Sauerstoffschlauch und weint ebenfalls. Wir lachen uns kaputt darüber, dass meine Tränen im

Wasser den anderen Badegästen nicht so auffallen wie ihr Weinen an Land.

Es ist für mich ein unbeschreibliches Gefühl, endlich einmal wieder von so viel Wasser umgeben zu sein. Auch wenn ich nicht mehr wirklich schwimmen kann und meine Lunge mich im Wasser auch nicht mehr trägt. Ich bin überglücklich, als ich nach einer knappen halben Stunde kalt und zitternd vor Kälte aus dem Becken steige!

Jede Bewegungsaktion außer Haus braucht im Vorfeld nun mittlerweile fast 90 Minuten Vorbereitungszeit, bis ich umgezogen bin, abgehustet und mich immer wieder hochgeatmet habe. Vor den geplanten Aktivitäten begrenze ich etwa zwei Stunden vorab die Flüssigkeitszufuhr, um unterwegs nicht so viel husten zu müssen. Nach den Aktivitäten geht es zu Hause direkt an die CPAP-Maske, weil durch die muskuläre Atemarbeit der CO_2 sehr hoch ist und ich völlig erschöpft bin. Die lange investierte Vorbereitungszeit für den Besuch im Freibad hat sich jedoch heute für mich wirklich richtig gelohnt!

Diese Augenblicke bedeuten für mich Lebensqualität. Die Zeit, die mir noch bleibt, nutze ich oft, um alle Gedanken und Erlebnisse schriftlich am Laptop festzuhalten. Das Schreiben hilft mir, mich selbst zu reflektieren und bei all dem Schweren nicht komplett durchzudrehen.

Wer weiß, wer dies vielleicht einmal lesen wird? Vielleicht unsere Kinder oder Enkelkinder? Ich weiß es nicht. Aber auch diese Zeiträume des Aufschreibens werden immer kürzer, weil ich mich auf das Schreiben, Lesen und Denken aufgrund des chronischen Sauerstoffmangels nicht mehr lange konzentrieren kann.

22
Gang in den Transplantations-Tunnel
Juli 2021

Die in diesem Jahr sehr heißen Juliwochen mit einem hohen Luftfeuchtigkeitsgehalt setzen mir sehr stark zu. Meine Antriebslosigkeit aufgrund des Sauerstoffmangels nimmt von Tag zu Tag zu. Schon nach dem Frühstück bin ich so erschöpft, dass ich mich erst einmal ausruhen muss. Stundenlang liege ich in dieser Zeit auf dem Boden und schaue bei heruntergelassenen Rollladen die weiße Wohnzimmerdecke an. Die Luftfeuchtigkeit ist momentan kontinuierlich über 90 Prozent. Draußen ist es morgens schon sehr warm, und ich bin jetzt froh, dass ich zu Hause bleiben kann und mich nicht mehr abhetzen muss, um pünktlich an meinem Arbeitsplatz zu sein.

Weil es mir zunehmend schlechter geht, vereinbare ich Mitte Juli erneut einen stationären Termin in der Uniklinik. Ich möchte den LAS-Index neu bestimmen lassen, weil ich das Gefühl habe, dass ich nicht mehr lange leben werde. Ebenso ist geplant, dass meine Lunge noch einmal geröntgt werden soll, um den Fortschritt der Erkrankung mit bildgebenden Maßnahmen festzuhalten. Der Transport in die Klinik erfolgt dieses Mal aufgrund Sauerstoffpflichtigkeit und den existenziell bedrohlichen Hustenattacken mit dem Rettungswagen. Ich kann nun auch Michel die Verantwortung mit mir unterwegs nicht mehr zumuten.

Es ist schon ein eigenartig-surreales Gefühl, mit dem Rettungswagen zu Hause abgeholt zu werden, um in die Klinik gebracht zu werden. Die palliativ angeordneten „Bedarfsmedikamente“ (Sedativa oder Morphine) habe ich in den starken Atemnotkrisen bislang immer noch nicht haben wollen, weil ich mittlerweile gelernt habe, damit umzugehen. Ich weiß, dass es vorbeigehen wird, und habe meine eigene Atemroutine in diesen akuten Situationen entwickelt.

Der Röntgenbefund ergibt, dass die Lungenfibrose weiter vorangeschritten ist. Die Vitalkapazität meiner Lunge beträgt noch etwa 24 Prozent. Deshalb wird der LAS-Index nun von Eurotransplant von 33,2 auf 36,61 angehoben. Von meinem behandelnden Arzt in der LTX-Ambulanz erfahre ich, dass die Durchschnittswartenden einen LAS-Wert von etwa 33,0 haben, d. h., ich bin nun über dem Durchschnittswartewert angekommen.

Diese Wochen sind extrem belastend für mich, sowohl körperlich als auch psychisch. Einerseits habe ich mir den Weg der Transplantation offengehalten, um meiner Familie eine Art Hoffnung zu geben und um sie dadurch auch irgendwie zu beruhigen. Andererseits geht es mir mittlerweile so schlecht, dass ich am liebsten nur noch einschlafen und nicht mehr aufwachen würde, und das am liebsten mit professioneller Begleitung in einem Hospiz.

In dieser Zeit ruft immer wieder wie vereinbart eine Mitarbeiterin des nahe gelegenen Hospizes an, um mir mitzuteilen, wenn ein Bett in der Einrichtung frei geworden ist. Sie fragt mich dann, wie es mir aktuell geht und ob ich kommen möchte. Ich höre in mich hinein und denke, dass ich diesen einen Tag zu Hause vielleicht noch schaffen kann. „Ich komme wahrscheinlich beim nächsten Mal!“, antworte ich ihr.

Es ist eine sehr große Beruhigung für mich, tagesformabhängig entscheiden zu dürfen, wohin mein Weg jetzt in der finalen Phase meines Lebens gehen wird. Es ist mir bewusst, wie lang die Warteliste im Hospiz momentan ist, da dort vor allem im Hochsommer und zum Jahresende vermehrt gestorben wird.

Auch im Hinblick auf die schwindende Belastungsfähigkeit meiner Familie ist diese Wahloption für mich so sehr hilfreich!

Der psychische Druck, der auch auf ihnen lastet, ist in diesen Wochen so groß wie nie zuvor. Ich bin unsicher, wie lange sie diese Situation mit mir zu Hause noch begleiten und aushalten können. Ich spüre, dass ich so ziemlich am Ende meines Lebensflusses angekommen bin. Ich sitze im Boot und höre den Wasserfall schon rauschen. Es ist einfach so, dass am Ende des Lebens jeder Mensch allein vor diesem tiefen Wasserfall steht. Und den Sprung hinunter muss jeder allein wagen und irgendwie hinbekommen. Deshalb ist es für mich wichtig, dass ich selbstbestimmt entscheiden darf, wann, wo und in welche Richtung ich springen werde. Jeden Tag schließe ich ein Stück mehr mit meinem Leben ab.

Am 7. Juli 2021 drehe ich am frühen Morgen, als es draußen noch kühl ist, ganz langsam eine Mini-Schneckenrunde im Garten. An diesem Tag ist es extrem heiß, und ich bin am Abend fix und fertig von den Anstrengungen des Alltags. Inzwischen benötige ich über anderthalb Stunden, um mithilfe von Michel oder unserer jüngsten Tochter abends ins Bett zu kommen. Als ich an diesem Abend endlich mit Atemmaske und Sauerstoff im Bett liege, klingelt gegen 23.00 Uhr mein Handy.

Ich vermute zunächst, dass es mein Vater oder meine Schwiegereltern sind, die noch so spät anrufen, weil sie immer wieder einmal alltagspraktische Unterstützung von uns brauchen. Von meinem inneren Gefühl her ahne ich jedoch schon, dass es DER Anruf ist! Wie ferngesteuert nehme ich das Telefonat an.

Eine fremde Stimme sagt zu mir: „Guten Abend, Frau Jerusel, wir haben ein Spenderorgan für Sie. Wollen Sie kommen?"

Schockstarre.

Von kommen *wollen* kann bei mir tatsächlich keine Rede sein! Lieber würde ich gesund sein und zu Hause bleiben *wollen*. Ich schaue kurz meinen Mann an, gebe ihm das Handy und

„connecte" mich kurz mit meinem „Architekten". Dies alles geschieht in einem Bruchteil von Sekunden.

Diese Situation ist so ähnlich wie vor einem Notfallseelsorge-Einsatz. Bei einer Alarmierung frage ich auch immer kurz himmelwärts nach, ob dies mein Einsatz ist oder eben eher nicht. An diesem Abend bekomme ich den starken Impuls aus dem Himmel, dass ich losfahren soll. Ich bekomme „grünes Licht". Gott hören zu können, heißt für mich auch, ihm zu gehorchen. Ich sage dem Arzt am Telefon, dass ich kommen werde, und frage, wann ich genau in der Klinik sein soll. Ich erfahre, dass ich in der nächsten Stunde dort erwartet werde. Etwa 20 Minuten später steht der Rettungswagen vor unserer Haustür. Die Fahrt ins Klinikum bei Nacht mit Blaulicht fühlt sich für mich an wie in einem krassen Film. Es ist wie eine Reise im Zeitraffer rückwärts in einen dunklen Tunnel.

Gegen die Fahrtrichtung festgeschnallt nehme ich auf der Trage die Lichter, Bäume und Kurven unterwegs war. Es ist eine unwirkliche Situation, fast wie in einem Actionthriller. Ein Albtraum! Schnell schreibe ich unterwegs noch ein paar WhatsApps an unsere Freunde, damit sie informiert sind. Ich telefoniere kurz noch mit Kirsten und sage ihr, dass Michel mit unserer jüngsten Tochter dem Rettungswagen hinterherfahren und sie bei mir bleiben werden. Da die beiden den Wagen unterwegs auf der Autobahn überholen, sind sie schon vor mir in der Uniklinik. Für mich ist es beruhigend, bei der Ankunft in ihre vertrauten Gesichter schauen zu können.

Mein gesamter Körper wird jetzt immer wieder wellenförmig durchgeschüttelt vor lauter Aufregung, Angst und Panik. Der diensthabende LTX-Arzt erklärt uns, dass das Spenderorgan mit dem Hubschrauber bereits Richtung Uniklinik unterwegs ist. Die Transplantations-OP ist gegen 6.00 Uhr angesetzt, jetzt ist es 1.00 Uhr nachts.

Eine für mich endlose Zeit liegt vor uns. Es wird erlaubt, dass meine Familie trotz der Covid-Besuchereinschränkungen bei mir bleiben darf, bis ich in den OP gefahren werde.

Die Intensivschwester heißt Nina und wird später auf der Intensivstation für mich einer der besonderen Menschen des Pflegepersonals sein. Zuerst werde ich von ihr mit dem Rollstuhl auf die ehemalige Covid-Intensivstation gefahren, um dort zu duschen. Unterwegs erfahre ich von ihr, dass die Covid-Station momentan nicht belegt ist. Sie erzählt, wie anstrengend das erste Corona-Jahr für das gesamte Team war und dass dort sehr viele Patienten gestorben sind.

Mein gesamter Körper muss nun vor der Transplantation desinfiziert werden. Ich bin gespannt, wann ich wohl das nächste Mal wieder duschen und auch meine Haare waschen kann. Es wird wohl noch viele Wochen dauern. Die Körperpflege in einer Dusche ohne Fenster ist aufgrund der hohen Luftfeuchtigkeit für mich unfassbar anstrengend. Ich habe den Eindruck, dass ich in dem Raum trotz High-Flow-Flüssigsauerstoff über die Nasenbrille fast ersticke. Völlig erschöpft werde ich zurück auf die chirurgische Intensivstation gebracht, wo bereits meine Familie auf mich wartet.

Tapfer sitzen Michel und unsere jüngste Tochter bis 6.00 Uhr morgens an meinem Bett und halten mich an beiden Händen. Immer wieder beten wir abwechselnd. Für den Spender, der vor Kurzem gestorben ist, um Trost für seine Familie, für das LTX-Team, für unsere Familie, alle Angehörigen, Freunde, die sich sorgen, und natürlich auch für mich. Die Wartezeit ist schier endlos, und den beiden fallen im Morgengrauen vor lauter Müdigkeit immer wieder die Augen zu. Trotz dieser existenziellen Situation bin ich gleichzeitig auch unglaublich dankbar und stolz auf unsere Tochter und meinen Mann, wie einfühlsam und stark die beiden in dieser besonderen Nacht agieren. Wenn ich dies alles ohne Angehörige in meiner Nähe durchstehen müsste, so wie das viele Patienten im letzten Jahr der Pandemie erleben mussten, wäre ich getürmt. Ich wäre samt Sauerstoffflasche einfach abgehauen!

Ich bin so voller Adrenalin, dass mein Körper auf „Hochalarm-Modus" durchgeschüttelt wird wie niemals in meinem Leben zuvor. Als sich der Uhrzeiger Richtung 6.00 Uhr bewegt, verabschieden sich mein Mann und meine Tochter von mir. Ein letztes Gebet, ein Abschiedskuss, ein gemaltes Kreuz auf die Stirn und schon werde ich in den Operationssaal gefahren.

Dies ist der Zeitpunkt, an dem ich zum ersten Mal eine Tablette Tavor zur Beruhigung wünsche und auch bekomme. Im OP angekommen, nehme ich viele Menschen wahr, die routiniert mehrere OP-Tische decken und alles für die mehrstündige große Operation vorbereiten. Sie kümmern sich um das Monitoring, prüfen Narkosegerät und Herz-Lungen-Maschine. Ich schlackere vor lauter Angst, obwohl ich unter einem warmen OP-Tuch liege. Das Personal redet leise miteinander, aber niemand spricht mit mir. Die Wartezeit ist für mich unerträglich.

Es herrscht eine hoch konzentrierte Atmosphäre im OP-Saal. Obwohl ich selbst schon einige Operationen durchlebt habe, fühle mich diesmal wie ein Lamm auf der Schlachtbank. Es ist ein grausames Gefühl, ohne einen Ausweg zu haben, angeschnallt zu werden. Ich zittere vor mich hin, weine und bete innerlich dabei, bis mich *endlich* jemand anspricht.

Es ist die Anästhesistin. Ihre Augen haben die Farbe der Nordsee, ein wundervolles Graugrün. Ich konzentriere mich auf ihre Augenfarbe, halte mich seelisch daran fest und versuche so, die professionelle Geschäftigkeit um mich her auszublenden. Ich sage ihr, dass ich große Sorge habe, nicht tief genug sediert zu werden, da mein Körper manchmal paradox auf bestimmte Anästhetika reagiert. Sie verspricht mir, meinen Bewusstseinsstatus während der Operation immer wieder mittels EEG zu überprüfen. Diese Zusage beruhigt mich sehr.

Kurze Zeit später teilt sie mir mit, dass die Transplantation leider noch um zwei weitere Stunden verschoben wird und ich zurück auf die Intensivstation gebracht werde, da das Spenderorgan erneut untersucht werden muss. Trotz des Beruhigungsmedikamentes toben jetzt erneut meine Gedankenaffen im Kopf herum. Vielleicht ist die Spenderlunge ja doch nicht für die Transplantation in meinen Körper geeignet und ich werde wieder nach Hause geschickt? Auch diese Option wurde mir präoperativ mitgeteilt.

Ich hoffe, dass es ein Organ eines Menschen ist, der gesund und mit wenigen Risikofaktoren gelebt hat. Ich bin besorgt, ob ich in der Lage bin, das Spenderorgan aufgrund der umfangreichen Untersuchungen (Spülungen) nach erfolgter OP eigenmächtig zu entfalten. Habe ich überhaupt noch ausreichend Muskelkraft, um meine neue Spenderlunge effektiv belüften zu können? Werde ich an die Herz-Lungen-Maschine (ECMO) angeschlossen werden müssen? Und wenn ja, wie lange wird das sein? Welche postoperativen Komplikationen wird es bei mir geben? Wird es überhaupt Komplikationen geben? Ich möchte auf gar keinen Fall tracheotomiert werden! Zu viel Leid habe ich diesbezüglich bei anderen Menschen mitbekommen.

Ich spreche innerlich immer wieder mechanisch vor lauter Panik uralte Gebete, die unsere Eltern früher mit uns gebetet haben. Dieser Gebetsautomatismus gibt mir jetzt irgendwie Halt, und ich versuche mich vertrauensvoll fallen zu lassen. Gegen 8.00 Uhr werde ich erneut in den OP gebracht. Meine Meeresaugen-Anästhesistin ist schon dort und spricht ruhig mit mir. Sie ist so ein Segen für mich und leitet unverzüglich die Narkose ein. Endlich wird alles schwarz um mich.

Obwohl ich laut OP-Protokoll tief sediert worden bin, höre ich während der Transplantation aus der Ferne Instrumentengeklapper und fremde Stimmen sprechen. Ich spüre während der Operation, wie der Lungenchirurg meine eigene Lunge mit seinen Händen aus meinem Brustkorb herauslöst. Es fühlt sich in meinem Inneren so an, als ob er meine Lebenswurzel aus meinem Körper herauszieht.

Ich habe dabei keine Schmerzen, und es ist für mich auch irgendwie nicht beängstigend. Es ist ein besonderer, magischer Moment, und ich habe (erstaunt) den Eindruck, dass das Herauslösen meiner kranken Lunge viel besser gelingt, als die Ärzte zuvor aufgrund der Fibrosierungsproblematik befürchtet haben.

Dann fühle ich, wie neues Leben in meinem Körper eingepflanzt wird, und ich bin ganz ruhig dabei, weil es sich in meiner Seele „gut" anfühlt. Ich höre immer wieder Stimmen, Geräusche von Metallinstrumenten, Lachen von fremden Stimmen. Eine Unendlichkeit vergeht. Ich weiß nicht, wo ich bin und wohin die Reise durch den Transplantations-Tunnel gehen wird.

23
Das Geschenk der himmlischen Lunge

August 2021

Während die Corona-Fallzahlen in Deutschland mit der Welle der Urlaubsrückkehrer wieder ansteigen, liege ich beatmet auf der Intensivstation. Insgesamt bin ich neun Tage lang an der Herz-Lungen-Maschine angeschlossen und muss deshalb tracheotomiert werden. Innerlich befinde ich mich in dieser Zeit in einem dunklen Gang und fühle mich furchtbar einsam und verlassen. Lange Zeit stehe ich vor zwei Tunneleingängen. Der rechte Tunnel ist im Inneren komplett schwarz. Am Ende des linken sehe ich ein klitzekleines Licht, das mir nur schwach entgegenscheint. Lange weiß ich nicht, in welchen der beiden Tunnel ich hineingehen soll. Am liebsten möchte ich in keinen Tunnel mehr hineingehen müssen.

Mein Bewusstsein taucht kurz auf. Ich versuche, den aktuellen Zustand meines Körpers „fachlich" zu checken, und merke, dass ich weder sprechen noch mich in irgendeiner Art bewegen kann. Ich vermute, dass ich einen Schlaganfall im Gehirn erlitten habe, denn dies würde meine Bewegungsunfähigkeit und Sprachlosigkeit erklären. Ich fühle außerdem, dass irgendetwas in meinem Körper „verstopft" ist und etwas „Wesentliches" nicht wirklich mit mir stimmt. Ich bekomme Panik und merke, dass Puls und Blutdruck stark ansteigen. Monitoralarm! Menschen kommen, und ich bin innerlich völlig verzweifelt, weil niemand mich versteht. Irgendwann höre ich eine Männerstimme rufen: „Wir brauchen einen Defibrillator!" Ich spüre, wie mir Defi-Elektroden auf die Brust geklebt werden. Ich merke, dass irgendetwas in meinem Körper jetzt richtig schiefläuft, gleichzeitig ist mir speiübel. Ich spüre, dass im Anus ein Darmrohr liegt. Es fühlt sich an wie schneidendes Metall und schmerzt sehr. Fäkalien entgleiten mir, ohne dass ich etwas daran ändern kann. Es ist mir so peinlich!

Über meinen Kopf hinweg diskutieren fremde Stimmen, was jetzt in dieser Situation zu tun ist. Ich erwarte innerlich angespannt den Stromschlag des Defis, obwohl dieser meiner Ansicht nach völlig unnötig ist. Ich weiß, dass mein Herz keine Probleme hat und einwandfrei funktioniert. Um meinen Stress zu minimieren, bräuchte ich eigentlich nur die Information, was tatsächlich aktuell mit meinem Körper los ist.

Eine Stimme spricht leise mit mir, aber ich kann sie nicht richtig verstehen. Mein Bewusstsein versinkt in einem Nebelschleier. Irgendwann bemerke ich, dass jemand etwas Vertrautes in meine Hand legt. Ich fühle mein Handkreuz aus Holz, das mich seit Jahren überallhin begleitet und an dem ich mich jetzt wieder festhalten kann. Es ist ein kraftspendender Handschmeichler aus geöltem Massivholz, und er liegt aufgrund der abgerundeten Ecken sehr angenehm in meiner Hand.

Ich werde von einer sanften Stimme gefragt, ob ich noch einmal ein bisschen schlafen möchte. Ich öffne die Augen und versuche vorsichtig mit dem Kopf zu nicken. Wenig später falle ich erneut in einen tiefen Schlaf. Die Wahrnehmungen an diesen neun Tagen zerfließen zu einem Brei aus Träumen und Erinnerungsfetzen an die wirkliche Realität. Diese Erinnerungsbausteine kann ich später mithilfe meiner Familie und Kirsten rekonstruieren.

Etwa drei Wochen später erfahre ich in Gesprächen mit den behandelnden Ärzten und meiner zuständigen Pflegekraft, was in dieser kritischen Nacht tatsächlich los war. Aufgrund des Verdachtes von Kolibakterien und Syphiliserregern in der laborchemischen Feinuntersuchung musste die Spenderlunge erneut geprüft und vor der Transplantation mehrfach gespült werden. Dadurch hatte sie massiv Wasser eingelagert und konnte deshalb postoperativ noch nicht richtig funktionieren. Somit war es nach der achtstündigen Transplantations-OP nicht möglich, die Herz-Lungen-Maschine direkt zu entfernen. Deshalb wurde ich insgesamt neun Tage von der Herz-Lungen-Maschine versorgt, sodass ein Luftröhrenschnitt angelegt werden musste, über den ich beatmet wurde.

In diesen Tagen stellte man an verschiedenen Stellen meines Körpers schwere Thrombosen fest, die wahrscheinlich durch die lange Zeit der ECMO-Therapie aufgrund von Fibrinablagerungen entstanden sind. Dies alles muss ich wohl gespürt haben, und deshalb hat mein Körper mit Panik reagiert, obwohl mein Herz gesund funktioniert. Deshalb hat man mich erneut tief sediert. Aufgrund der Thrombosen wurde ich postoperativ nicht angerührt und positioniert, da die Sorge vor einer Lungenembolie zu groß war.

Einige Zeit später wache ich erneut auf und habe immer noch das Gefühl, während der Operation einen Schlaganfall erlitten zu haben, da ich immer noch nicht sprechen und mich bewegen kann. Jemand sagt zu mir, dass die Transplantation gut verlaufen und die Operation vorbei ist. Ich weiß, dass dieser Satz nach Operationen gern zu Patienten gesagt wird und dass er häufig beruhigend gemeint ist. Er kann eine Art Standardspruch sein, so ähnlich wie die Aussage, dass etwas „interessant" schmeckt, bei ungenießbarem Essen, oder wenn jemand bei gravierenden Problemen von „Herausforderungen" spricht.

Deshalb misstraue ich dieser Äußerung, weil ich ein großes Problem tatsächlich in meinem Körper spüren kann. Erneut macht sich Panik in mir breit, weil ich in meiner Patientenverfügung ausdrücklich formuliert habe, dass ich nicht als langzeitbeatmeter Pflegefall in einem Pflegeheim enden möchte.

Ich würde gern aufschreiben, dass ich ab sofort nur noch palliativ versorgt werden möchte und jede weiterführende Therapie ablehne. Aber niemand versteht, was ich in meiner Not sagen will. Ich würde gern einen Stift und Papier gereicht bekommen, und immer wieder versuche ich, mit meiner rechten Hand Schreibbewegungen zu gestikulieren. Irgendwann legt mir jemand einen Kugelschreiber in die Hand, aber ich habe keine Kraft, den Stift zu halten.

Meine Familie besorgt eine Alphabet-Kommunikationstafel, aber schon beim „E“ verlässt mich meine Konzentrationskraft und ich kann der ABC-Tabelle nicht mehr folgen. Ich versuche, ganz langsam und deutlich stumm zu sprechen, damit man mir von den Lippen ablesen kann. Aber sie verstehen mich nicht. Ich befinde mich nun in dem Horrorszenario, das ich die ganze Zeit befürchtet habe! Ich verlange wieder einen Stift. Nach mehreren Versuchen gelingt es mir, das Wort „Hospiz“ aufzuschreiben. Ich höre in der Ferne die vertraute Stimme von Michel und das Weinen unserer Töchter und schlafe wieder ein. Und wieder stehe ich vor den beiden Tunneleingängen. Es ist stockfinster um mich herum, und ich weiß nicht, welchen Eingang ich nehmen soll. Ich bin total verzweifelt.

Eine Ewigkeit später spüre ich plötzlich, dass mich eine unglaublich starke Kraft unweigerlich in die Richtung des Lichttunnels zieht. Ich höre immer wieder die vertrauten Stimmen meiner Familie. Aus ihnen fließt eine enorme Kraft und Energie, die mich anzieht wie ein Magnet. Zwischendurch versuche ich auch immer wieder, meine Augen zu öffnen. Ich sehe junge Frauen mit Mundschutz, die sich über mich beugen. Die Augen einer Frau kommen mir sehr bekannt vor. Sie hat ein oranges T-Shirt an und wirkt auf mich irgendwie wie ein hell strahlender Engel. Sie haben viel mit mir gesprochen. Ich weiß nicht genau, was die Frauen mir gesagt haben, aber eines ist mir im Gedächtnis geblieben: dass ich es schaffen werde, weiterzuleben!

Im Inneren überlege ich immer wieder, woher ich die vertrauten Augen kenne. Diese „jungen Frauen“ haben mir in dieser Phase auf der Intensivstation so viel Mut gemacht und waren mir zwar irgendwie fremd und dennoch ganz nah. Ich empöre mich innerlich ein bisschen darüber, dass sie mich einfach duzen und mit „Mama“ oder „Mammsy“ ansprechen. Das sagen doch eigentlich nur meine Kinder zu mir! Ich möchte antworten, schaffe es aber nicht.

Einige Zeit später erfahre ich, dass unsere Töchter gemeinsam mit Michel jeden Tag bei mir waren und sie immer wieder mit mir gesprochen und gebetet haben. Unsere älteste Tochter trug dabei ein oranges T-Shirt – deshalb war sie für mich wie ein engelhaftes Wesen. Die sanften Stimmen und Gebete meiner Familie haben mich sehr beruhigt und mich immer mehr in den „hellen Tunnel“ hineingezogen.

In diesen Tagen verschlechterte sich aufgrund der Immunsuppression und einer postoperativen Blutung meine Nierenfunktion, und die Ärzte überlegten, mich zusätzlich an die Dialyse anzuschließen. Parallel dazu entwickelte mein Körper eine frühzeitige Abstoßungsreaktion. Auf wundersame Weise verbesserten sich dennoch plötzlich im Laufe der Tage die Nierenwerte, sodass eine Dialyse schließlich nicht mehr nötig war. Und auch meine frisch transplantierte Lunge übernahm allmählich ganz langsam ihre neue Aufgabe, meinen Körper mit Sauerstoff zu versorgen.

Die Akutphase direkt nach der Transplantation muss für meine Familie und Kirsten extrem belastend gewesen sein. Zumindest höre ich dies aus den Gesprächen mit ihnen heraus.

Unsere jüngste Tochter erinnert sich an diese Zeit und schreibt:

Ich habe kaum noch ein genaues Zeitgefühl für das, was alles mit Mama passierte. Die Zeit des Wartens auf ein mögliches Organ schien für mich im Nachhinein endlos zu sein. Ich lebte zwischen zwei Welten und war hin- und hergerissen zwischen Ungewissheit und Hoffnung auf ein Wunder.

Die akute Zeit des Wartens seit der Listung war für mich die Hölle auf Erden, aber gleichzeitig irgendwie auch ein Segen. Ich wusste wirklich nicht, ob Mama es noch bis zum Anruf schaffen wird. Durch meinen Kopf gingen damals viele Fragen. Kommt der Anruf des Transplantationszentrums noch rechtzeitig? Wird sie sich dann überhaupt für eine Lungentransplantation entscheiden? Ich wusste ja darum, dass sie sich eigentlich nur unseretwegen hat listen lassen und lieber auf ein Wunder hoffte oder friedlich gehen wollte, anstatt diese schwere Operation durchmachen zu müssen. Würde ich bald jeden Tag ins Hospiz fahren müssen, um sie dort zu besuchen und von ihr Abschied zu nehmen?

Meine Mama ist und war auch immer schon mein „hellstes Licht" als Mensch. Sie hat mich so oft mit ihren sensiblen Worten getröstet und mich mit zu der Person gemacht, die ich heute bin. Auf einmal soll ich damit zurechtkommen, dass sie nicht mehr da und es um mich herum dunkel sein wird? Wie ist das denn, wenn man ohne die eigene Mutter leben muss? Und das auch noch in der wichtigsten Phase meines Lebens, in der ich eigentlich von zu Hause ausziehen und meine Ausbildung beginnen wollte? Ein emotionaler Spagat und eine tägliche Achterbahn der Gefühle.

***

Als am 27.07.21 gegen 23.00 Uhr der Anruf der Uniklinik kam, dass eine Spenderlunge für sie da ist, hatten Papa und ich ihr gerade ins Bett geholfen. Ich habe Erleichterung und gleichzeitig auch riesige Angst verspürt. Alles passierte wie im Film und lief wie automatisiert ab. Ich habe versucht, Ruhe zu bewahren, um besser handeln und reagieren zu können. Keine Sekunde habe ich gezögert, meiner Mama in dieser Nacht zur Seite zu stehen, und bin mit meinem Vater hinter dem RTW hergefahren. Auf dem Weg in die Uniklinik habe ich meine Schwester und die wichtigsten Menschen per Handy informiert.

Diese Nacht war sehr besonders, und ich werde das nie vergessen. So ängstlich und zitternd habe ich meine sonst immer so starke Mama noch nie erlebt. Ich habe versucht, ihr Hoffnung und Ruhe zu vermitteln, obwohl mir klar war, dass sie die ganzen Details rund um die Transplantation und deren mögliche Komplikationen komplett auf dem Schirm hatte. Sie loszulassen, als sie in den Operationssaal gebracht wurde, war das Schwierigste, was ich bislang in meinem Leben erfahren habe.

Am nächsten Morgen, als Mama im OP transplantiert wurde, haben wir uns mit Kirstens Familie getroffen und zusammen gefrühstückt, um uns an diesem ungewissen Tag der Transplantation abzulenken. Es war eine stille, angespannte, besorgte, aber auch sehr liebevolle Stimmung. Als wir endlich von der Klinik erfuhren, dass die Transplantation beendet ist und Mama auf der Intensivstation liegt, sollte für die nächsten Monate für uns ein Leben in zwei Welten beginnen.

Als ich gemeinsam mit meiner Schwester zum ersten Mal (in voller Isolationsmontur) das Intensivzimmer betrat und wir unsere Mutter gesehen haben, war es erst mal ein Schock. So viele Geräte, Monitore und Schläuche! Meine Schwester und ich haben die ganze Zeit leise mit ihr gesprochen. Irgendwann lief meiner Mama trotz der starken Sedierungsmedikation (auf unsere Stimmen hin) eine Träne aus dem rechten Auge. Da wusste ich: Egal wie weit weg sie gerade in ihrer Beatmungswelt war, sie spürte, dass wir bei ihr sind. Ich habe erlebt, wie unendlich wichtig es ist, mit einem komatösen Patienten zu kommunizieren, auch wenn dieser augenscheinlich nicht reagiert.

In den Tagen nach der Operation waren positive Gedanken, Hoffnung und Glaube essenziell für mich. Ein großes Dankeschön an dieser Stelle an Christine, unsere Tanten Gudel und Kirsten und Axel. Ohne euren Zuspruch hätten wir manchmal weder einschlafen noch irgendwie ein bisschen Ruhe erfahren können.

Trotz der existenziellen Bedrohung für unsere Familie und vor allem für meine Mama bin ich einfach unendlich dankbar für die Dinge, die ich in dieser Zeit lernen durfte. Durch Mammsys vorausschauende und transparente Art im Umgang mit ihrer Krankheit hat sie nicht nur ihre Lebenszeit mit der kranken Lunge verlängern können, sondern auch unsere Seelen trotz ihrer Last beschützt. Durch ihre klare Kommunikation und Anleitung habe ich es tatsächlich geschafft zu lernen, wie ich sie in ihren Hustenattacken begleiten kann, ohne selbst dabei Schaden zu nehmen. Dadurch war es für sie möglich, bis zur Transplantation zu Hause zu bleiben. Die tiefe Liebe und der vorgelebte Glauben meiner Eltern, die sie an meine Schwester und mich weitergegeben haben, hat uns in den dunkelsten Momenten ermöglicht, die Hoffnung nicht loszulassen. Das war für mich nie selbstverständlich, und deshalb bedeutet mir meine Familie alles.

Eines muss ich einfach noch loswerden, wenn ich an meine Mutter denke, vor allem in dieser Krise unseres Lebens: Sie ist für mich die stärkste Frau der Welt. Trotz dieser schweren Zeit zu Hause mit Sauerstofftanks, Hustenattacken, Luftnot und Sauerstoffschlauch hat meine Mama es geschafft, nicht ihr Lächeln zu verlieren. Sie war schon immer eine disziplinierte, organisierte und geduldige Frau, was ihr auch im Endeffekt das Leben gerettet hat.

Ihre Dankbarkeit und positive Stimmung haben mich an jedem ihrer „guten Tage" inspiriert und vor allem stolz gemacht.

Ich sehe heute noch ihre leuchtenden Augen und ihr breites, zufriedenes Grinsen, als sie ihr Hochzeitskleid im Mai noch einmal angezogen hat. Sie hat mit Papa in der Küche getanzt, und für ein paar Minuten konnten wir durch solche Momente alles vergessen, weil wir uns als Familie hatten. Durch diese Zeit wurden wir von unseren Liebsten so rührend und behutsam begleitet, dass allein das schon ein großes Wunder für mich ist, für das ich mich von ganzem Herzen bedanken möchte.

Das andere große Wunder ist für mich die Organtransplantation. Durch die alleinige Entscheidung eines Menschen wurde meiner Mama ein neues, zweites Leben geschenkt. Zu Lebzeiten dazu bereit zu sein, im Falle des eigenen Todes einem fremden Menschen die eigenen Organe zu spenden, um dessen Leben zu retten, ist für mich an Güte nicht zu übertreffen! Die Dankbarkeit für dieses Wunder kann ich einfach nicht in Worte fassen.

Da in dieser Phase der Pandemie nur eine eingeschränkte Anzahl von Besuchern im Klinikum erlaubt ist, dürfen mich nur insgesamt vier geimpfte Personen (möglichst immer dieselben) besuchen. Michel, unsere Mädels und Kirsten kommen in den folgenden Wochen jeden Tag in unterschiedlichen Zweierkonstellationen. Sie helfen sich gegenseitig und werden vom „Inner Circle“, unseren Freunden und Angehörigen, von zu Hause aus unfassbar dabei unterstützt. Wie auf wundersame Weise spüre ich dies alles im Unterbewussten, und es zieht mich immer weiter in den Lichttunnel hinein!

Wenn ich ein Jahr früher zu Beginn der Pandemie 2020 transplantiert worden wäre, hätte ich auf der Intensivstation überhaupt keinen Besuch bekommen dürfen. Deshalb bin ich noch einmal umso dankbarer über die „Präzisionsarbeit“ des „Architekten“, dass ich zu dieser Zeit der Pandemie die Chance für ein zweites Leben geschenkt bekomme. In der zweiten Augustwoche stabilisiert sich langsam mein Zustand. Die Sedierung wird zurückgefahren, und ich werde mehr und mehr wach. Ich bin nun in der Entwöhnungsphase der Beatmung. Nach einer Langzeitbeatmung kann sich dieses „Weaning“ eines Patienten manchmal über Wochen hinziehen, bis die gesamte Atemarbeit wieder selbstständig übernommen werden kann. In dieser Phase lebe ich nun jeden Tag auf die zweistündige Besuchszeit am Nachmittag hin.

Es für mich extrem wichtig, dass die wichtigen Utensilien wie z. B. Klingel, Stift, Schreibtafel, Kleenex, Lippencreme, feuchte Tücher, Schnabelbecher, Handy (incl. Powerbank) immer in greifbarer Nähe liegen. Mein Nachtschrank ist mein persönlicher Mikrokosmos, wo alles seinen festen Platz haben muss, damit ich auch nachts selbstständig darankomme und mich (vor allem kommunikativ) nicht komplett hilflos fühle. Zu dieser Zeit bin ich nicht in der Lage, meinen Kopf auch nur einen Zentimeter anheben zu können.

Jede Positionierung im Bett ist nach der Operation für mich eine Tortur. Ich liege seit der OP auf einer Wechseldruckmatratze, die aus mehreren Luftkammern besteht und abwechselnd mit Luft auf- und abgepumpt wird. Dadurch werden die einzelnen Körperregionen be- und entlastet und somit der Auflagedruck vermindert, um einem Dekubitus vorzubeugen. Aufgrund der weichen Wechseldruckmatratze habe ich mittlerweile mein Körpergefühl komplett verloren. Ich habe den Eindruck, permanent zu schweben, und weiß nicht mehr, wo mein Körper anfängt und wo er aufhört. Wegen der Thrombosen muss ich „en bloc" auf die Seite positioniert werden. Dabei sollen möglichst Flexions- und Rotationsbewegungen vermieden werden, da diese eine Lungenembolie provozieren könnten. Diese Prozedur ist nicht nur wegen der Wund- und Muskelschmerzen, sondern auch aufgrund der Nebenwirkungen (bedingt durch die starken Medikamente) für den Kreislauf unheimlich belastend. Ich habe momentan bei jeder Positionsveränderung oder Bewegung heftigen Drehschwindel und sofort ein starkes Brechreizgefühl. Deshalb ist es wichtig, dass sich das Personal beim Umpositionieren meines Körpers und beim Waschen Zeit nimmt und möglichst „kinästhetisch" vorgeht, damit mein Gleichgewichtssinn beim Lagewechsel mitkommt und die Schmerzen halbwegs erträglich sind.

Bei der Mobilisation von (beatmeten) Patienten verausgaben sich manche Pflegepersonen jedoch sehr an mir, weil häufig (vor allem nachts) kein zweiter Kollege zum Umpositionieren helfen kann, sie wenig Zeit haben und manchmal die Zusatzqualifikation der Kinästhetik-Fortbildung offensichtlich auch gar nicht vorhanden ist. Es ist tatsächlich so, dass es unglaubliche

Unterschiede gibt, wie manche Pflegekräfte mit meinem Körper umgehen. Bei einigen bin ich tiefenentspannt, weil ich weiß, wie professionell sie arbeiten und meinen Körper bewegen, ohne dass es wehtut. Andere „arbeiten" an mir mit reiner Muskelkraft, und ich fühle mich wirklich wie ein Stück Holz, wenn ich gebettet werde. Es tun mir noch Stunden danach meine Knochen und Muskeln weh. Ich habe den Eindruck, dass manche nicht wahrnehmen, wie ich vor Schmerzen stumm laut schreie.

In den ersten beiden Augustwochen bin ich körperlich nicht in der Lage, meine Beine im Bett nur ein winziges Stück an meinen Körper heranzuziehen. Es herrscht in meinem gesamten Unterkörper völlige Kraftlosigkeit. Lediglich neun Tage an der ECMO haben bewirkt, dass meine Beine nur noch Haut und Knochen sind! Obwohl ich bis zum letzten Tag vor der Transplantation noch im Garten unterwegs war, um irgendwie meine Muskeln zu aktivieren, sind diese nun komplett degeneriert. Ich bin selbst geschockt über den extremen Muskelschwund meines Körpers und weine, als ich meine abgemagerten Hühnerbeinchen zum ersten Mal nach der OP ansehe. Ich frage mich, ob ich mit diesen dünnen Beinen jemals wieder laufen kann, da ich weiß, wie langwierig ein Muskelaufbau vor allem unter der Kortinsontherapie ist.

Am 24. August ist es so weit. Ich darf endlich trotz der bestehenden Thrombosen vorsichtig mobilisiert werden. Zwei Physiotherapeuten stellen mich mit Unterstützung meiner Pflegekraft mit sämtlichen Kabeln und Schläuchen vor das Intensivpflegebett. Ich möchte gern auf der Stelle laufen, aber meine Beine knicken weg wie zerbrechliche Streichhölzer. Die gesamte Rumpfstabilität ist nicht mehr vorhanden. Ich sacke körperlich zusammen und bin schweißgebadet. Trotzdem mache ich täglich, wann immer es möglich ist, Kreislauf- und Muskelübungen im Bett. Immer wieder spanne ich Bein- und Armmuskeln an, halte die Muskelanspannung und entspanne sie dann wieder. Diese Zeitspannen dehne ich nach und nach immer weiter aus und versuche dabei, ruhig und tief zu atmen, um meine neue Lunge maximal gut zu belüften.

Diese einfachen Übungen sind unfassbar anstrengend, aber es klappt. Langsam, aber sicher gelingt es mir nach ein paar Tagen, für ein paar Minuten auf dem Toilettenstuhl vor dem Bett zu sitzen. Beim Sitzen erweitere ich nun mein Muskeltraining vorsichtig und stabilisiere dadurch immer mehr die (noch) instabile Kreislaufsituation.

In dieser Zeit unterstützen mich besonders meine Lieblingskrankenschwestern Nina und Paulina durch ihr professionelles und zielgerichtetes Handeln. Wenn sie da sind, weiß ich, dass ich bestens versorgt werde. Und das fängt bei beiden mit augenscheinlich kleinen Dingen an. Wenn sie in mein Zimmer kommen, schauen sie mir immer zuerst ins Gesicht und dann auf den Monitor. Das ist sehr wichtig für mich, weil ich mich dadurch in meiner momentan hilflosen Situation als „sprachloser" Mensch wahrgenommen fühle. Sie sehen meinem Gesicht sofort an, wenn ich Atemnot oder Schmerzen habe und reagieren dann sofort. Das ist sehr beruhigend und wohltuend.

Schritt für Schritt gelingt es mir, meine feinmotorischen Handbewegungen wieder zu koordinieren. Durch die starken Medikamente und die Immunsuppression habe ich jetzt einen ausgeprägten Tremor, was charakteristisch ist für transplantierte Patienten. Sämtliche Mikrobewegungen werden zu Schwerstarbeit und müssen ebenfalls kontinuierlich geübt werden. Deshalb bin ich nun permanent dabei, die individuellen Ereignisse der einzelnen Tage mit zittriger Schrift in meinem Tagebuch aufzuschreiben, Tabletten aus Blisterverpackungen zu drücken,

WhatsApp-Botschaften zu tippen, um zielgerichtet wieder feine Fingerbewegungen einzuüben und um fester zugreifen zu können.

In den ersten Wochen nach der Transplantation checke ich immer wieder alle meine Körper- und Organfunktionen, um Sekundärkomplikationen auszuschließen. Diese können bei Transplantierten sehr unterschiedlich sein und hängen im Wesentlichen von der funktionalen „Qualität“ des transplantierten Organs, der Expertise des OP- und Intensivteams, den individuellen Vorerkrankungen und der psychischen Resilienz des Patienten ab. Es sind also mehrere unbekannte Komponenten, die unvorhersehbar aufeinandertreffen. Bei manchen Transplantierten funktioniert nach diesem großen operativen Eingriff die Magenentleerung aufgrund von Nervenverletzungen des Magens nicht mehr richtig. Starke Übelkeit und permanentes Erbrechen sind dann die Folge. Auch ich habe anfangs sehr mit Übelkeit, Erbrechen und Durchfall zu kämpfen. Es stellt sich jedoch heraus, dass die Ursachen dafür offensichtlich in den hoch dosierten Immunsuppressiva begründet sind. Glücklicherweise kann diesen Begleitsymptomen schließlich medikamentös entgegengewirkt werden.

Ein paar Tage nach der Transplantation wird bei mir routinemäßig eine Bronchoskopie mit Gewebeentnahme durchgeführt, um eine mögliche Abstoßungsreaktion histologisch beurteilen zu können. Dabei wird festgestellt, dass mein Körper erneut gegen die neue Lunge Antikörper entwickelt. Es wird daraufhin eine Immunadsorptions-Dialyse angeordnet, die sich über vier Wochen hinziehen wird. Die Immunadsorptions-Dialyse dient der Entfernung von spezifischen Autoantikörpern und Immunkomplexen aus dem Blut des Patienten. Mein Blut wird somit während der Adsorptions-Dialyse aus meinem Körper heraus- und über einen sogenannten „Adsorber“ geleitet. Dabei werden alle

Antikörper, vor allem die, die sich gegen das neue Organ richten, quasi aus dem Blut „herausgewaschen" und über den Shaldon-Katheter (am Hals) wieder dem Blutkreislauf zugeführt.

Das bedeutet für mich, dass ich in zehn Sitzungen jedes Mal drei bis fünf Stunden völlig ruhig liegen muss und möglichst nicht den Hals bewegen darf. Diese Therapie ist ähnlich wie bei einer Dialyse sehr anstrengend für die Betroffenen. Da das Blut stark heruntergekühlt wird, friere ich sehr bei der Therapie.

Neben der medizinisch-technischen Seite hat die Immunabsorptions-Dialyse auch eine psychische Komponente. Meine Gedanken kreisen während dieser Therapiestunden permanent. Warum hat mein Körper so früh die neue Lunge abgelehnt, obwohl ich doch mein neues Organ mit jeder einzelnen Zelle vom ersten Moment an „innerlich begrüßt" und angenommen habe? Was sind das denn jetzt für destruktive Prozesse, die ich überhaupt nicht verhindern kann? Gibt es Strategien, wie ich selbst diese Abstoßungsreaktionen konstruktiv beeinflussen kann? Mein Bestreben ist doch, dass sich meine neue transplantierte Lunge in meinem Körper wohlfühlen lernt und sich dort maximal entfalten kann!

Und wieder bin ich in einer Situation, in der ich aus Menschenkraft heraus nicht wirklich etwas tun kann. Die einzige Möglichkeit, die mir bleibt, ist, mich immer nur wieder himmelwärts „einzuloggen", um dort um Kraft zu bitten und mich vertrauensvoll in die Hände des „Architekten" fallen zu lassen. Ich beobachte dabei das professionelle Handling des Personals der Dialyse-Ambulanz und bin beruhigt, wenn ich den Eindruck habe, dass alles routiniert abläuft. Bei jedem Alarm der Maschine jedoch überkommt mich sofort eine starke körperliche Unruhe. Mittlerweile fange ich am ganzen Körper an zu zittern, wenn irgendetwas Unvorhergesehenes passiert. Ich kann dieses Zittern nicht mehr bewusst abstellen. Mein Körper hat offensichtlich zu viel Bedrohliches im Unterbewusstsein erlebt und schaltet sofort auf „Alarm-Modus" um. Immer wieder fange ich dann in diesen Situationen an zu beten, und irgendwann breitet sich eine tiefe innere Ruhe in mir aus.

In diesen Tagen werde ich vielfach gefragt, wie es sich denn anfühlt, mit der neuen Lunge zu atmen? Da ich ja momentan noch über die Trachealkanüle beatmet werde, lässt sich die Frage noch nicht so leicht beantworten. Ich huste immer noch, denn die Trachealkanüle selbst ist ja ein Fremdkörper, gegen den sich das Bronchialsystem z. B. durch zunehmende Trachealsekretbildung „wehrt". Ich bemerke auf jeden Fall jetzt schon, dass es eine andere Form von Husten ist und ich viel leichter einatmen kann als vor der OP. Ich habe nicht mehr diese schlimmen Hustenattacken wie vor der Transplantation. Ich bin sehr gespannt darauf, wie es sich mit der neuen Lunge selbstständig atmen lässt, wenn ich dekanüliert bin und nicht mehr über das Tracheostoma beatmet werden muss.

Die behandelnden Ärzte teilen mir mit, dass die Trachealkanüle und somit der Beatmungsschlauch erst dann entfernt werden, wenn ich mindestens drei Tage ohne Beatmungsmaschine allein atmen kann. Das ist jetzt mein Ziel! Darauf atme und trainiere ich jetzt Tag und auch nachts hin. Nach und nach kann ich minutenweise die Zeiträume des Atemtrainings steigern. Als ich meine Atemmuskeln so weit trainiert habe, dass eine Sprechkanüle aufgesetzt werden und ich mich selbst reden hören kann, laufen mir die Freudentränen über das Gesicht. Endlich kann ich wieder sprechen und meine Bedürfnisse und Wünsche äußern. Ich kann es kaum fassen!

Ich rufe meine Familie per Facetime an und spreche mit meiner Schwester, Papa, Christine und Kirsten. Wir weinen gemeinsam am Telefon vor Freude! Das Kommunizieren mit Sprechkanüle ist anfangs unheimlich anstrengend und nur ein paar Minuten möglich. Weil mein Brustkorb unterhalb der Brust links und rechts komplett eröffnet wurde, verspüre ich bei jedem Atemzug und beim Sprechen einen starken Narbenzug und je nach Körperposition auch Schmerzen, die aber erträglich sind. Es fühlt sich so an, als wenn der Brustkorb mit einem breiten, festen Ledergürtel permanent zusammengezogen wird. Man atmet und spricht quasi permanent immer noch gegen einen festen Widerstand an, aber das ist längst nicht mehr so anstrengend und belastend wie vor der Transplantation. Dieses Engegefühl kann unterschiedlich lang andauern. Bei manchen Transplantierten ist es nach etwa acht Wochen, bei anderen nach etwa einem halben Jahr fast vollständig verschwunden und hängt individuell vom jeweiligen Wundheilungsprozess ab.

In diesen Tagen konzentriere ich mich ganz besonders auf meine Atmung und das Sprechenlernen. Ich möchte so schnell wie möglich selbstständig ohne Trachealkanüle atmen können. Obwohl ich die professionelle Begleitung von ärztlicher und pflegerischer Seite in dieser umtriebigen und arbeitsbelasteten Phase der Pandemie sehr wertschätze, möchte ich auch möglichst zügig unabhängig von pflegerischer Unterstützung sein, da manche Mitarbeiter momentan immer noch nicht gegen Covid geimpft sind und trotzdem an mir „arbeiten". Aber auch wegen der Übertragung von sonstigen Krankenhauskeimen durch die Hände des Personals ist dies von immenser Bedeutung für mich. Der Wundschmerz und die Übelkeit sind zwei Komponenten, die diesen Trainingsprozess des Sprechens mit Trachealkanüle sehr beeinflussen. In der Weaning-Phase muss ich immer wieder in den Bronchien abgesaugt werden. Diese Prozedur ist tatsächlich so schmerzhaft, wie es mir tracheotomierte Menschen in den Interviews meiner Masterthesis erzählt haben. Manchmal geht das Personal mit dem Absaugkatheter viel zu tief in die Bronchien hinein. Ich habe Sorge um die noch frischen Wundnähte in den Bronchien und vor möglichen Nahtdefekten. Ich frage den Professor per Schreibblock bei der Visite, ob ich mich selbstständig endotracheal absaugen darf. Ich bekomme seine Erlaubnis.

Als ich Paulina darum bitte, mir entsprechende Utensilien anzureichen und das Absaugsystem anzustellen, schaut sie mich skeptisch an. Ich versichere ihr schriftlich, dass es fachspezifische Studien zum diesem Thema gibt. Darin wird beschrieben, dass endotracheales Absaugen viel effektiver ist, wenn Patienten angeleitet werden, sich selbst abzusaugen, wenn sie dazu in der Lage sind. Ganz wesentlich ist dabei, dass der Patient vor dem eigentlichen Absaugen genug Zeit hat, das Trachealsekret (mittels Huffing) bis in den Tubus hinein hochzubefördern. Von dort aus lässt es sich dann viel leichter absaugen, ohne dass die Trachealwand vom Absaugkatheter gereizt oder verletzt werden kann. Die Betroffenen haben selbst am besten das richtige Gefühl, wie weit sie mit dem Absaugkatheter in den Tubus hineingehen können. Voraussetzung dafür ist natürlich, dass der Patient kognitiv dazu in der Lage ist und auch Mikrobewegungen mit den Händen eigenständig durchführen kann.

Paulina kennt diese Studien nicht. Als sie mich am nächsten Morgen im Frühdienst wieder betreut, grinst sie mich an und sagt: „Frau Jerusel, *Sie* haben sich studienmäßig ja auch mit diesem Thema auseinandergesetzt! Ich habe gestern Abend Ihre Masterthesis im Netz gelesen und wusste gar nicht, dass es dieses fachpflegerische Wissen im Umgang mit tracheotomierten Patienten gibt!" Ich grinse stumm zurück und zwinkere ihr mit einem Auge freundlich zu. Wir beide sind ein super Team!

An einem dieser Tage habe ich ein wirklich spezielles Tracheostoma-Problem. Ich habe versucht, ein hart gekochtes Ei zu schälen. Aufgrund der noch unzureichenden, zitternden Mikrobewegungen meiner Hände habe ich ein kleines Stückchen Eierschale übersehen und verschluckt, das nun zwischen Magensonde und Trachealkanüle im Bereich des Zungengrundes feststeckt. Bei jedem Schluckvorgang schmerzt es wie eine Rasierklinge im Inneren meines Halses. Alles Gurgeln, Trinken und Spülen vom Rachenraum mithilfe des Absaugsystems nützen nichts. Ich habe zwei Tage und lange Nächte keine einzige Minute Ruhe und permanente Schmerzen beim Schlucken und bei jeder Bewegung des Kopfes.

Die Ärzte sehen bei diesem Problem keine andere Möglichkeit, als am nächsten Tag die Trachealkanüle zu wechseln. An dieses Horrorszenario mag ich gar nicht denken, und ich hoffe inständig, dass sich mein Problem irgendwie in Wohlgefallen auflösen mag. Als ich an diesem Abend wieder nicht schlafen kann und eine erfahrene Intensivpflegekraft sich geduldig meines schriftlich vermittelten Problems annimmt, ist endlich Erlösung in Sicht ist. Sie hat einen Schwesterntrick parat und organisiert aus der Küche ein paar Scheiben Weißbrot. Als ich auf ihren Tipp hin das trockene Brot ganz langsam kaue und vorsichtig schlucke, hat sich irgendwann das Eierschalenproblem gelöst. Es gibt manchmal spezifisches Erfahrungswissen von Profis, das in keinem Lehrbuch nachzulesen ist!

In der dritten Augustwoche ist ein besonderer Tag. Es ist mein erster Geburtstag auf der Intensivstation, nur diesmal als Patientin. Oft hatte ich mir in der Vergangenheit gewünscht, ein paar Wochen früher im Sommer geboren worden zu sein, wenn man noch gut draußen im Garten sitzen und dort feiern kann, denn bislang hat es an meinen Geburtstagen fast immer geregnet. Ich kann mich kaum an einen Geburtstag von mir erinnern, den ich draußen bei Sonnenschein genießen konnte. Es wird mir jetzt erst wirklich bewusst, dass ich nun in jedem weiteren Jahr zwei Geburtstage feiern darf: meinen normalen Geburtstag und im Juli meinen neuen Lungengeburtstag. Dieser Tag wird gleichzeitig auch ein Tag des Trauerns für die Angehörigen des Organspenders und auch für mich sein. Meine Seele kommt momentan nur zeitverzögert hinter all diesen Fakten und Gedanken her, und ich kann es immer noch nicht fassen, dass ich wirklich noch lebe!

Als Michel und unsere älteste Tochter mich gut gelaunt an meinem Geburtstag besuchen, bin ich überwältigt, was die beiden mir alles mitbringen. So viele Briefe und kleine Aufmerksamkeiten von den Herzensmenschen, die ich so mag! Als ich ahnungslos einen Briefumschlag von Sonja und Peter öffne, purzelt jede Menge Glitzerkonfetti in mein Luftkissenbett. Noch Tage später habe ich in jeder Ritze des Luftkissenbettes und auch am gesamten Körper Glitzerglimmer und habe meinen Spaß daran! Es sind so viele Menschen, von denen ich nie erwartet hätte, dass sie sich mit mir über mein neu geschenktes Lebensjahr freuen! Ich fühle mich so was von geliebt wie an keinem der Geburtstage zuvor! Es fühlt sich wundervoll an, durch die lieben Briefe und die Lebensfreude, die darin steckt, peu à peu aus dem dunklen Transplantationstunnel ins Leben zurückgezogen zu werden!

In der Zeit auf der Intensivstation bekomme ich jeden Tag von meinen Freundinnen und Freunden immer wieder besondere „Unterstützungsgeschenke", die mich immer mehr in mein neues Leben 2.0 hineinziehen. Heike schickt immer wieder eigens gesungene Lieder und begleitet sich selbst dabei auf ihrem Klavier. Die Auswahl ihrer Lieder und die manchmal kleinen künstlerischen „mistakes“ dabei sind für mich etwas ganz Besonderes, und ich höre sie mir immer wieder an. Christine schickt mir täglich ein selbst aufgenommenes Gebet per Sprachnachricht auf mein Handy, weil ich manchmal keine Kraft mehr habe, selbst zu beten. Ich frage mich, wie sie es schaffen, mich immer wieder seelisch derart aufzubauen! Allein ihre vertrauten Stimmen zu hören und auch immer wieder abspielen zu können, ist im Setting der lauten, hektischen Intensivstation so heilsam für mich.

Dagmar, meine befreundete „Palliativ-Kollegin“, nimmt mich bei ihren Joggingrunden und Wanderungen live per Whatsapp mit in den Wald und lässt mich immer wieder mit Fotos an ihren schönen Begegnungen in der Natur teilhaben. Meine Kölner Studienfreundinnen, die alle etwa 20 Jahre jünger sind als ich, schicken mir in regelmäßigen Abständen supersüße Videos von ihren goldigen Kleinkindern oder von ihren Reisen. Von Silke erfahre ich, dass auf Föhr seit einigen Wochen jeden Samstag eine Gruppe von Menschen, die ich überhaupt nicht kenne, regelmäßig im Gottesdienst für mich mitbeten. Ebenso schickt mir Elke, eine befreundete Mitpatientin und „Seelenverwandte“, die ich vor einigen Jahren in der Uniklinik kennengelernt habe und die gerade mit ihrer Tochter auf Föhr Urlaub macht, immer wieder wunderschöne Fotos von der Insel, die mich aufbauen. Svetlana (die Mutter einer Freundin unserer Tochter) näht für mich ein weiches Vögelchenkissen, weil sich mein Nacken immer so auf den Klinikkissen verspannt. Auch Axel ist ein ganz besonderer Herzensmensch für mich, der mir regelmäßig schöne Fotos aus den Bergen Süddeutschlands schickt. Er ist mein „Schwimmbruder“, und ich weiß, dass er mich beim Schwimmen immer in Gedanken mitnimmt und für mich betet.

Ich bin von diesem Engagement sehr berührt. Wie kreativ und konsequent sie dies alles trotz eigener Herausforderungen und Alltagshektik umsetzen!?! Überhaupt haben für mich in dieser Zeit so viele Menschen Kerzen angezündet und an mich gedacht. Allen voran mein lieber Vater, der regelmäßig zu unserer Dorfkirche gelaufen ist, um dort für mich zu beten! Meine lieben Verwandten aus dem Sauerland, die immer wieder für mich Kerzen angezündet haben. Ebenso haben auch „professionelle Beter“ wie Pater Phillipp Meyer mit den Mönchen aus Maria Laach und Pastor Dr. Manfred Mitteregger mit seiner Gebetsgruppe aus Süddeutschland (die ich alle nicht persönlich kenne) in ihr Gebet mit eingeschlossen. Sie alle haben mit ihren „unsichtbaren Kraftpaketen“ unendlich viel bewirkt! Auch wenn sich das vielleicht komisch anhört, aber ich habe diese „hellleuchtende Kraft“ innerlich wirklich gespürt, als ich noch im „künstlichen Koma“ lag und noch unentschlossen vor den beiden Tunneleingängen stand. Sie hat mich tatsächlich stückweise in den Lichttunnel, ins Licht und in mein neues Leben hineingezogen.

Das größte Geschenk überhaupt erhalte ich jedoch einen Tag nach meinem Geburtstag: Ich kann nun selbstständig (länger als drei Tage) ohne Beatmungsmaschine mit der künstlichen Nase atmen und bin jetzt pulmonal so weit, dass die Trachealkanüle entfernt werden kann. Vor der Dekanülierung habe ich großen Respekt, und mein Körper fängt allein schon beim Gedanken daran wieder an, vor lauter Adrenalin zu vibrieren. Alle möglichen Komplikationen, die dabei auftreten können, schwirren wie wild gewordene Äffchen durch meinen Kopf! Meine Lieblingsschwester Paulina, die mich an diesem besonderen Tag wieder versorgt, nimmt dies sofort wahr. Als ich ihr aufschreibe, dass ich am liebsten hätte, dass sie mit dabei ist, bleibt sie sogar eine

Stunde länger im Dienst für mich. Ich werde ihr das nie vergessen, wie professionell und erfahren sie mich durch diese Situation hindurch begleitet hat! Im Nachhinein war die Prozedur nicht so schlimm und schmerzhaft, wie ich es zuvor erwartet hatte.

Viele Menschen fragen mich seitdem, wie es sich nach der Extubation angefühlt hat, das erste Mal allein mit meiner „neuen Lunge“ zu atmen. Ich kann nur sagen, dass dies ein ganz besonderer, unbeschreiblich himmlischer Moment war! Es fühlt sich einfach WUNDERvoll an! Ich kann plötzlich wieder selbstständig ganz tief, leicht und frei atmen! Kein quälender Husten und keine Atemnot mehr! Ich habe den Eindruck, dass sich die neue Lunge langsam in meinem Körper immer mehr ausdehnt und lernt, sich dort wohlzufühlen. Sie fühlt sich einerseits wie mein eigenes Organ an und ist mir andererseits doch irgendwie „fremd“. Ich spüre sie bei jedem Atemzug, und wir beide müssen uns erst einmal behutsam kennenlernen und eine Art „Vertrauensbasis“ aufbauen. Manche Symptome und Signale, die sie aussendet, kann ich einfach noch nicht zuordnen, weil wir uns ja noch nicht wirklich lange kennen und einschätzen können. An manchen Tagen zwickt sie mich, oder es fühlt sich spastisch an, wenn ich inhalieren muss. Manchmal bin ich dann unsicher, ob es sich um einen Wundschmerz, einen beginnenden Infekt oder vielleicht sogar um eine Abstoßungsreaktion handelt.

Fakt ist, dass ich meine neue, „himmlische“ Lunge vom ersten Atemzug an mit jeder einzelnen Zelle komplett in mein Herz geschlossen habe, obwohl es für mich eine Art „Leihgabe“ ist, die ich meinem Organspender am Ende meines Lebens innerlich „zurückschicken“ werde. Ich spüre ihre Eigenschaften, dass sie stark und gesund ist und dass sie meinen Körper mit ausreichend

Sauerstoff versorgen kann. Als ich wenig später meine Lieblingspflegekraft Nina frage, ob sie für mich das Fenster öffnen kann, damit ich ausprobieren kann, wie sich die frische Luft von draußen mit meiner neuen Lunge einatmen lässt, bin ich komplett überwältigt, und die Freudentränen fließen!

Es ist ein Wunder, und ich kann es kaum fassen, wie leicht das Atmen und Sprechen nun wieder funktioniert! Ich bin so froh darüber, dass der „Himmelsarchitekt" mithilfe des professionellen Klinikpersonals diese wahnsinnige Präzisionsarbeit an mir umgesetzt hat. Ich kann es einfach nicht glauben, dass ausgerechnet mir dieses Wunder in dieser verrückten Zeit der Pandemie passiert ist und ich nun tatsächlich weiterleben darf! Auch meine Familie ist völlig aus dem Häuschen. Immer wieder laufen Freuden- und Dankbarkeitstränen, und auch sie kommen emotional einfach nicht mit, dass ich (immer noch) lebe! Sie freuen sich riesig über jeden kleinen weiteren Fortschritt mit mir.

Ab dem Zeitpunkt der Dekanülierung mache ich gesundheitliche Quantensprünge. Ziel ist nun für mich, dass ich daran mitwirke, dass von Tag zu Tag zeitnah ein Schlauch nach dem anderen aus meinem Körper verschwindet. Jeder Schlauch ist zugleich eine Eintrittspforte für Erreger. Ich kann auch viel leichter mobilisiert werden, wenn weniger Kabel und Schläuche an mir befestigt sind. Immer wieder „scanne" ich regelmäßig meinen Körper auf Veränderungen ab, um frühzeitig mögliche Folgekomplikationen festzustellen und bei der Visite anzusprechen. Seit der OP knackt z. B. beim Kauen mein Kiefer sehr geräuschvoll. Dadurch, dass ich offensichtlich eine längere Zeit in Bauchlage positioniert wurde, war mein Kiefergrundgelenk einem starken Druck ausgesetzt. Das wiederum hat möglicherweise zu einer anatomischen Degeneration des Kiefergelenks geführt, was mir nun beim Kauen Probleme macht.

In dieser Zeit entwickeln sich noch weitere Sekundärkomplikationen. Eines Morgens nehme ich im linken Oberschenkel einen ziehenden Druckschmerz wahr, den ich bei der Morgenvisite anspreche. Der für die Intensivstation zuständige diensthabende Arzt findet aufgrund der langsam ansteigenden Anzahl von Covid-Patienten erst spätabends Zeit, die Gefäße meines linken Beins per Ultraschall zu untersuchen. Zum ausgedehnten Thrombus in der Vena cava wird nun ein weiterer Thrombus in der Oberschenkelvene gefunden. Es ist mittlerweile 23.00 Uhr, als ich von dieser Komplikation erfahre. An Schlaf ist jetzt nicht mehr zu denken. Kompletteinbruch meiner Seelenkraft! Ich habe nun große Sorge vor einer Lungenembolie und überhaupt keine Energie mehr für die ständig neu auftretenden Katastrophen! Die Befürchtungen bezüglich der postoperativen Komplikationen scheinen nun nacheinander bei mir wahr zu werden. Ich rufe Michel spätabends an und kann mich kaum mehr beruhigen. Wir beten in dieser Nacht sehr lange am Telefon. Wieder bin ich in einer Situation, in der ich selbst aus Menschenkraft nichts bewirken kann, außer darauf zu vertrauen, dass der „Architekt" *alles* in der Hand hat!

Am nächsten Morgen bin ich total gerädert und völlig verzweifelt. Der Dauerstress auf der Intensivstation hat alle meine Kraftreserven komplett leerlaufen lassen. Zudem habe ich seit ein paar Tagen den Eindruck, dass die Arbeitsdichte auf der Intensivstation immer mehr zunimmt. Da die Arztvisite jeden Morgen vor unserem Intensivzimmer beginnt, bekommen mein Bettnachbar und ich unfreiwillig Fragmente der Dialoge des Fachpersonals am Stationsflur mit. Wir hören Aussagen wie: „Neuzugang, junger Covid-Patient, ungeimpft" oder „Neuzugang letzte Nacht, schwangere Covid-Patientin, 20. Woche, ungeimpft". Wir hören immer wieder den Helikopter und können mitzählen, wie oft das Intensivteam neue Covid-Patienten vom

Hubschrauberlandeplatz abholen muss. Wir erfahren auch, dass die Covid-Intensivstation nun wieder geöffnet und deshalb das erfahrene Intensivpersonal aufgeteilt werden muss. Die entstandene Personallücke wird auf beiden Intensivstationen mit Hilfspersonal aufgestockt. Das wiederum hat Auswirkungen für uns Transplantierte auf der „normalen" Intensivstation in Bezug auf die Versorgungsqualität.

Neben diesen pandemiebedingten Entwicklungen ertönen immer wieder Monitor-, Infusomat- und Perfusoralarme, also die komplette intensivmedizinische Geräuschkulisse inklusive Neonlicht jeden Tag und jede Nacht. Dieser „Sound der Intensivstation" ist mir ja aus meiner beruflichen Vergangenheit durchaus vertraut und macht mir normalerweise eigentlich auch nichts aus, denn ich war der Geräuschkulisse nur stundenweise während meines Dienstes ausgesetzt und nicht selbst rund um die Uhr als Patientin (über Wochen hinweg) davon betroffen. Da ich die Ursache der einzelnen Alarme (meistens) zuordnen kann, wirken die akustischen Signale bislang nicht so bedrohlich auf mich wie beispielsweise auf meinen Bettnachbarn. Manchmal kommen sogar ein Stück weit berufliche Heimatgefühle auf, wenn ich es piepsen, brummen und rattern höre. Und doch ist dies jetzt alles Stress pur für mich!

Besonders nervig ist in diesem Setting der Intensivstation das permanente Vibrieren meines Bettes durch den Motor der Wechseldruckmatratze. Die dabei entstehenden Mikrovibrationen übertragen sich auf den Körper und sind auf Dauer unerträglich. Immer wieder wird versäumt, zwischen Motor und dem Brett (am Bettende) ein Schaumstoffteil zwischenzulegen. Das Dauerbrummen der Motoren (mein Bettnachbar hat ebenfalls eine Wechseldruckmatratze) dröhnt mir mittlerweile durch jegliche Hirnwindung und geht durch Mark und Bein.

Hinzu kommt, dass es (bei all meiner Fantasiebegabung) nichts im Raum gibt, woran ich mich mit irgendeinem Sinnesorgan von all dem ablenken könnte. Meine Augen schauen wochenlang an die immer gleiche weiße Krankenhausdecke. Es gibt dort lediglich eine runde Abdeckung der Klimaanlage zu sehen, die ähnlich aufgeteilt ist wie eine Torte. Immer wieder zähle ich die einzelnen kleinen Tortenstücke, verzähle mich, beginne erneut von vorn, um das elende Vibrieren irgendwie auszublenden. Dabei denke ich an meinen kreativen Cousin Markus, der mein Zahnarzt ist und an den Decken seiner Praxisräume für seine Patienten zur Ablenkung ansprechende Bilder aufgebracht hat, um ihnen damit Ängste zu nehmen. Ich brauche dringend irgendetwas, woran ich mich festhalten kann, um nicht komplett durchzudrehen!

Vollständiger Lagerkoller! An diesem Tag im oben beschriebenen Intensivstation-Ambiente habe ich den Eindruck, dass mich der „Architekt" komplett aus den Augen verloren und total vergessen hat. Ich möchte jetzt hier nur noch weg! Aus meinem Körper aussteigen, von der Intensivstation abhauen, einfach ausbrechen. Nichts mehr hören und vor allem nichts mehr sehen und mitbekommen! Aus dieser unerträglichen Situation nicht ausbrechen zu können, ihr hilflos ausgeliefert zu sein, ist brutal.

Immer wieder bitte ich verzweifelt um Licht, einen Engel, um irgendetwas, was mir in dieser ausweglosen Situation hilft. In Gedanken ziehe ich mir immer wieder die „Samuel-Koch-Brille" auf und denke: Gott sei Dank liege ich mit meinem Intensivpflegebett am Fenster. Ich kann ein Stückchen vom Himmel sehen und auf einen Ahornbaum blicken. Ich kann beobachten, wie sich langsam der Sommer verabschiedet und die Blätter des Baumes sich herbstlich einfärben. Ich kann Musik hören und mich in musikalische Fantasiewelten flüchten, da unsere jüngste Tochter mir lange vor der Transplantation meine Lieblingsmusik als Playliste auf mein Handy abgespeichert hat. Ich kann mich beim Hören der Musik über die vielen schönen Erinnerungen freuen, die ich mit bestimmten Lebenssituationen in meiner Vergangenheit verbinde. Ich kann sie jederzeit abrufen und kann dann beispielsweise in Gedanken auf Föhr im Meer schwimmen, obwohl ich auf der Intensivstation liege und mich selbst nicht gesund machen kann.

Während ich so abwechselnd vor mich hin bete, nachdenke und weine, sehe ich plötzlich ein Wolkenherz am Himmel vorbeiziehen. Etwas später nehme ich einen Wolkenengel am Himmel wahr und nachmittags steht plötzlich meine Kollegin Fatima neben meinem Bett und möchte mich besuchen. Sie ist eine unglaublich professionelle und äußerst empathische Fachkollegin, die ich sehr schätze. Pflegerisch erfahren, wie sie ist, geht sie in diesem besonderen Setting mit mir so wohltuend um und ich freue mich so sehr über ihr einfaches „Da-Sein"! Sie hat mir ein glitzerndes Kristallherz mitgebracht, das nun an der Triangel meines „Bettgalgens" hängt und in der Sommersonne funkelt.

Ein paar Stunden später zieht an diesem besonderen Tag wieder eine Wolke vorbei, die wie eine Taube aussieht. Und mittags steht plötzlich unerwartet meine Lieblingskrankenschwester Monika aus der Lungenfunktionsabteilung an meinem Bett. Sie hat ein paar Minuten Zeit und möchte mir ein Foto von einem Austernfischerschwarm aus ihrem Urlaub vorbeibringen. Ich freue mich so sehr über ihren Besuch! Allein ihr bekanntes Gesicht zu sehen und ihre Stimme zu hören, ist ein Riesengeschenk für mich.

Kurz darauf kommt dann auch noch unerwartet mein Professor zur Visite. Er erzählt mir, dass er im Urlaub war und von meiner LTX-OP und den aktuellen Komplikationen gehört hat. Auf seine besondere, erfahrene Art und Weise beruhigt er mich. Vor allem bezüglich der bestehenden Thrombosen und der Abstoßungskomplikationen. Er ordnet ein neues, gerinnungshemmendes Medikament an, möchte eine Spezialuntersuchung der spezifischen Gerinnungsparameter und Immunglobuline vornehmen lassen und wird weiterhin engmaschig auf die Gerinnungswerte kontrollieren. Er weiß, wie wichtig mir Bewegung ist und dass ich gern „auf Augenhöhe“ behandelt werden und mitentscheiden möchte, wie es weitergehen soll. Aufgrund der aktuellen Blutgerinnungswerte darf ich aus seiner Sicht trotz der bestehenden Thrombosen weiter vorsichtig mobilisiert werden, und er bekräftigt, dass unter dieser Therapie die Thromben sicherlich bald „abschmelzen“ werden. Ich denke wieder einmal, dass Sprache die Wirklichkeit abbilden kann. Seine Art der Wortwahl und Kommunikation mit Patienten ist für mich ganz besonders!

Ich spüre in diesen kritischen Tagen, wie viele Menschen immer wieder für mich beten und Kerzen anzünden. Wochen später erfahre ich von meiner Freundin Christine, dass sie in dieser „dunklen Thrombose-Nacht“ geweckt wurde und sie sofort angefangen hat, für mich zu beten. Meine Angehörigen suchen immer wieder Kapellen und Kirchen auf und nehmen mich in Gedanken mit. Es ist die Zeit, in der ich selbst keine Kraft mehr habe, für mich zu beten. Als ich an diesem Abend noch kurz einen Beitrag im Fernsehen anschaue, erzählt eine Frau von ihren Lebensverletzungen. Ich konnte ihr aufgrund meiner Erschöpfung kaum noch folgen. Was bei mir jedoch hängen geblieben ist und was ich in meinem Tagebuch notiert habe, ist Folgendes:

Gott will, dass wir ihn kennenlernen und mit seiner Unterstützung tatsächlich auch rechnen. Besonders auch in ausweglosen

Situationen. Wir sollen lernen, im Glauben zu leben und *nicht* in der Furcht. Wir können lernen, seine Stimme zu hören, und sollen ihm dann auch gehorchen. Klare Ansage, denke ich! Ich fasse (erneut) den Entschluss, mich ganz vertrauensvoll auf ihn zu verlassen, denn ich möchte so schnell wie möglich die Komplikationen in den Griff bekommen, um weiter so „gesund" wie eben möglich zu werden und mein neues Leben genießen zu können. Als an diesem augenscheinlich hoffnungslosen Tag abends die Sonne untergeht, kann ich ein weißes Kreuz aus Kondensstreifen am rot gefärbten Abendhimmel sehen. Später bemerke ich auf dem Dach des Gebäudes gegenüber eine Taube. Sie sitzt sehr lange dort, und es scheint, dass sie zu mir herüberschaut. Es ist manchmal unglaublich und auch fast schon witzig, wie wundervoll Gott uns in verzweifelten Situationen zeigt, dass er da ist. Er hat jeden einzelnen Menschen im Blick und schickt uns auch immer wieder echte menschliche Engel!

24
IMC – Immer mehr Covid-Patienten
September 2021

Ich liege immer noch auf der Intensivstation und versorge mich inzwischen fast selbstständig. In dieser Zeit habe ich erstmals die Gelegenheit, mit dem Lungenchirurgen, der mich operiert hat, zu sprechen. Er ist ein ruhiger, introvertierter Mann, der sehr vertrauensvoll auf mich wirkt. Er teilt mir mit, dass ich eine gute, junge Lunge erhalten habe. Er ermuntert mich, dass ich zukünftig jeden Ausdauersport machen darf, der mir guttut. Sogar Joggen ist erlaubt. Er betont, dass ich wegen der Pilzsporen nie wieder Gartenerde mit den bloßen Händen anfassen darf. Ich kann zwar in den Wald gehen, aber am besten mit Mundschutz, vor allem im Herbst. Ich soll kein öffentliches Dampfbad mehr besuchen. Ein Sauna- oder Schwimmbadbesuch stellt ebenfalls ein erhöhtes Infektionsrisiko dar und ist frühestens nach einem Jahr (nach ärztlicher Absprache) möglich. Er meint, dass ich auch nie wieder Oboe spielen darf, da sich in Holzblasinstrumenten häufig Schimmelpilze befinden.

Es sind viele Ge- und Verbote, die ich zukünftig beachten muss. Aber dafür darf ich weiterleben! Nach anderthalb Monaten Aufenthalt auf der Intensivstation ist mein „Körper-Geist-Seele-Mobile“ mittlerweile sehr fragil. Ich bin völlig angespannt und bräuchte dringend Ruhe. Aufgrund der ständigen Unruhe durch Notfälle und durch die Alarmsignale sämtlicher Geräte schlafe ich seit meiner Klinikeinlieferung seit Wochen nur noch in kurzen Sequenzen.

Mein Körper rebelliert. Wenn Untersuchungen oder Manipulationen an meinem Körper durchgeführt werden sollen, beginne ich am ganzen Leib heftig zu zittern. Ich kann das Zittern nicht mehr bewusst steuern oder abstellen. Mein Körper hat einfach in den letzten Jahren und vor allem im Rahmen der Transplantation zu viel erlebt. Um wenigstens ein bisschen zur Ruhe zu kommen, bekomme ich nachts bei Bedarf Schlafmedikamente. Mein Ziel ist jedoch, alle nicht unbedingt notwendigen Medikamente möglichst schnell zu reduzieren und nach ärztlicher Absprache abzusetzen.

Anfang September ist es endlich so weit, dass ich mein Tablettenmanagement selbstständig in die Hand nehmen darf. Dazu soll ich von einer philippinischen Pflegehilfskraft angeleitet werden, die erst seit einigen Wochen in Deutschland lebt, nun in der

Klinik arbeitet und noch über unzureichende Sprachkenntnisse verfügt. Deshalb gestaltet sich der Dialog sehr schwierig, da sie meine Fragen in Bezug auf die Medikation nicht versteht und somit auch nicht beantworten kann. Aber für mich wäre es nun sehr wichtig, kompetent instruiert zu werden, da ich noch nicht wirklich weiß, welche Tablette ich wann und in welchem Abstand zum nächsten Medikament einnehmen soll. Die Vermittlung von Wissen und die Erfahrungen bezüglich der Feinheiten im Umgang mit dem Tablettenmanagement sind das, was ich jetzt brauchen würde. Ich wünschte mir jetzt eine Fachkraft oder einen transplantierten Gleichbetroffenen, der mich sprachlich verstehen kann und über entsprechend fachliches Know-how verfügt.

Obwohl die Philippinin sehr bemüht und freundlich ist, macht mich die momentane Situation bezüglich der eigenständigen Einnahme der vielen unterschiedlich wirksamen Tabletten sehr unsicher. Es ist ein tägliches Ausprobieren und Wahrnehmen, wie mein Körper am besten mit der geballten Chemie klarkommt und welche Nahrungsmittel ich im Zusammenhang mit welchem Medikament vertrage und welche ich vermeiden sollte. Es wird noch Monate dauern, bis ich herausgefunden und erfahren habe, zu welcher Zeit ich am besten welches Medikament einnehmen muss.

In der ersten Septemberwoche bin ich so stabil, dass ich auf die Überwachungsstation (IMC-Station) verlegt werden kann. Schon allein der Wechsel auf die andere Station lässt mich wieder am ganzen Körper zittern.

Alle möglichen Gedanken wirbeln durch meinen Kopf. Wer wird jetzt für mich zuständig sein? Sind die Ärzte dort auch fit im Umgang mit der Abstoßungsreaktion, der Immunadsorptions-Dialyse und meinen noch immer bestehenden Thrombosen? Wie viel erfahrenes Personal gibt es dort? Wie sieht es auf der neuen Station mit infektiösen Patienten aus? Werde ich in einem Mehrbettzimmer untergebracht werden? Und wenn ja, wie kann ich mich gegen Keimverschleppung oder Schmierinfektionen schützen?

Meine Nerven liegen blank. So etwas kenne ich eigentlich nicht von mir. Als die zuständige Pflegekraft mich in mein neues Patientenzimmer schiebt, fragt sie mich, ob ich gern Gesellschaft mit anderen Patienten hätte. Ich äußere vorsichtig, dass ich mir eigentlich nur wünsche, nach so vielen Wochen Intensivstation endlich einmal wieder allein in einem Raum sein zu dürfen. Das wäre ein Luxusgeschenk für mich! Ich kann mir schon fast nicht mehr vorstellen, wie es sich anfühlt, wenn nicht ständig jemand um mich herum ist oder man mir bei geöffneter Tür vom Flur aus bei der Körperpflege oder Ausscheidung zuschauen kann.

Die Pflegekraft versteht sofort, und sie sichert mir zu, dass das Nachbarbett blockiert wird und ich allein im Zimmer bleiben darf. Was für eine Ruhe, welche Wohltat, (fast) keine Monitoralarme mehr anhören zu müssen! Eine geschlossene Zimmertür, durch die meine Privatsphäre respektiert wird! Kein Toilettenstuhl oder Steckbecken mehr im Bett, sondern ein eigenes Waschbecken mit Toilette. Ich fühle mich wie im siebten Himmel ☺!

Als ich das erste Mal nach über sechs Wochen am Waschbeckenplatz sitzen darf, lasse ich mir minutenlang einfach nur das klare Wasser über Gesicht und Hände laufen. Der Wahnsinn! Durch das wochenlange Abwischen mit Desinfektionstüchern fühlt sich mein Körper mittlerweile nur noch schmierig an. Ich habe den Eindruck, dass alles an mir nur noch klebrig ist, und deshalb ist das klare Wasser jetzt für mich eine „Mega-Wasserparty"! Ich bin so dankbar und glücklich, dass ich nun auf diese Station verlegt wurde und jetzt schrittweise stabiler werden kann.

In den folgenden Wochen werde ich für mich selbst meine eigene „Intensiv-Krankenschwester". Ich konzentriere mich auf meine eigene Selbstpflege, um möglichst wenig Kontakt zum Personal zu haben – das verringert das Infektionsrisiko – und auch um die Pflegekräfte zu entlasten. Ich mache nun für mich eine tägliche „Pflegeplanung", so wie ich es in der Vergangenheit bei meinen eigenen Intensivpatienten gemacht habe. Jeden Tag lege ich für mich die individuellen „Pflegeziele" fest, die ich erreichen möchte.

Ähnlich wie damals im Frühdienst auf Station fängt mein Tag morgens um 5.30 Uhr an. Zunächst mache ich mein Atemtraining, um den Zwerchfellmuskel wieder zu trainieren. Durch die jahrelange oberflächliche und schnelle Atmung steht das Zwerchfell noch sehr hoch. Ich muss nun wieder lernen, bewusst und lange auszuatmen, damit das Zwerchfell durch das Atemtraining wieder seine ursprüngliche physiologische Haltung und Funktion einnehmen kann. Es ist einfach der wichtigste Atemhilfsmuskel, der dafür sorgt, dass sich die neue Lunge in meinem Körper immer mehr entfalten kann.

Während der Atemübungen beginne ich nach und nach damit, meine Medikamente einzunehmen. In meiner Berufspraxis habe ich vielfach erlebt, dass Patienten ihre gesamten Tabletten auf einmal einnehmen und sich dann wundern, wenn ihnen je nach „Chemiecocktail" die starken Nebenwirkungen der Medikation zu schaffen machen.

Es gibt eine Reihe an Nebenwirkungen, unter denen LTX-Patienten leiden können. Diese können z. B. Übelkeit, sämtliche Magen-Darm-Beschwerden und Magenentleerungsstörungen, Appetitlosigkeit, Mundschleimhautdefekte, Diabetes, Abfall der Leukozyten und vieles mehr sein. Ich habe herausgefunden, dass es meinem Körper mit den vielen Medikamenten am besten geht, wenn ich morgens um 5.30 Uhr (nüchtern) zuerst einmal mein Schilddrüsenmedikament einnehme, um die Stoffwechselfunktionen zu aktivieren. Um 6.00 Uhr nehme ich die Magenschutztablette ein und danach nacheinander nüchtern in halbstündlichem Abstand die einzelnen Immunsuppressiva. Während des Frühstücks sind dann die Virustatika und die Tabletten gegen Pilzinfektionen an der Reihe.

Erst nach dem Frühstück inhaliere ich die Medikamente, die ebenfalls gegen Viren, Bakterien und Pilze sind. Das hat den Vorteil, dass ich die Nahrung auch schmecken kann, denn die Inhalativa bewirken einen Geschmacksverlust. Erst gegen Mittag nehme ich die Antibiotika ein, wenn sich meine Leber ein bisschen von der morgendlichen Medikation erholt hat. Es kostet mich schon viel Kraft, mich jeden Morgen aufzuraffen und mein Übungsprogramm durchzuführen, obwohl ich manchmal einfach lieber liegen bleiben würde. Meine Tagesstruktur besteht deshalb momentan aus einem ständigen zielgerichteten Wechsel zwischen Anstrengung und Entspannung. Das bedeutet, dass ich mich immer wieder mobilisiere, z. B. auf die Bettkante setze und dort inhaliere, und mich danach wieder im Bett ausruhe, wobei ich nebenbei die physiotherapeutischen Atemübungen durchführe. Wann immer es möglich ist, nehme ich die Mahlzeiten entweder im Sitzen, im Therapiestuhl oder auf der Bettkante ein, damit ich meinen Kreislauf anrege und die Lunge sich immer mehr entfalten kann.

Hierbei werde ich sehr professionell und optimal vom Personal der IMC-Station unterstützt. In Absprache mit dem Pflegepersonal mache ich täglich pro Schicht eine kleine Liste der Dinge, die ich zu meiner Versorgung benötige. Somit bin ich immer super mit den benötigten Medikamenten und Verbandmaterial versorgt, ohne ständig klingeln zu müssen. Das hat auch den Vorteil, dass die Pflegekräfte entlastet werden, da ich mich auf diese Weise selbst flexibel versorgen kann und nicht immer um alles extra bitten muss. Ein weiterer Vorteil ist, dass ich dadurch die Kontakte mit dem Personal noch mehr reduzieren kann. Quasi eine Win-win-Situation, die für alle Beteiligten Vorteile bietet.

Von Tag zu Tag laufe ich eine Runde mehr durch mein Patientenzimmer. Es ist so groß, dass ich mit dem Rollator schrittweise das eigenständige Gehen wieder lernen kann. Zuerst noch in Begleitung von Physiotherapeuten, aber nach ein paar Tagen klappt es schon allein. Ich spüre auch, wie sich mein Herz erst noch an das neue Organ gewöhnen muss. Herz und Lunge sind ja quasi wie Bruder und Schwester, die effizient zusammenarbeiten müssen. Bei allen krankengymnastischen Bewegungen und Atemübungen habe ich dabei den Monitor im Blick. Puls und Blutdruck steigen momentan bei jeder noch so kleinen Anstrengung sofort sehr stark an. Deshalb ist ein zielgerichtetes und maßvolles Bewegungs- und Atemtraining jeden Tag so sinnvoll. Die Devise ist „fördern" und nicht „überfordern".

Immer wieder höre ich nach innen und frage meine Lunge, was sie von mir an Unterstützung benötigt, um sich noch wohler in meinem Körper zu fühlen. Ich möchte ihr doch gern dabei helfen, dass sie sich schnell und vor allem gut in mir einleben kann.

Es ist schon irgendwie irre, aber meine neue Lunge spricht wirklich eine klare Sprache. Sie meldet sich sofort, wenn ihr etwas zu viel wird oder die Luftqualität nicht gut ist. Die Bronchien verengen sich, und die Atemgeräusche werden dann leicht „spastisch". Ebenso sensibel reagiert sie auf die unterschiedlichen Medikamente, wenn ich diese zu schnell und hastig inhaliere, weil ich z. B. schnell damit fertig werden will. Meine neue Lunge reagiert irgendwie wie eine zierliche, kleine Diva, die trotz aller Belastungen unheimlich kräftig ist. Ich spüre, dass sie noch viel mehr leisten kann, als sie es momentan schon tut. Manchmal habe ich sogar den Verdacht, dass ich eine Männerlunge geschenkt bekommen habe, weil sie so stark ist, obwohl sie längst noch nicht vollständig entfaltet ist. Ich stelle mir vor, zu welchen Aktivitäten ich demnächst wieder in der Lage sein werde. Ich möchte wieder Fahrrad fahren, laufen und vor allem wieder auf die Skipiste, und das am liebsten noch in dieser Saison! Als ich meine Skiurlaubspläne bei der Visite anspreche, grinsen mich die Mediziner ungläubig an. Wenn zu diesem Zeitpunkt jemand gesagt hätte, dass dieser Traum schon in sechs Monaten wahr werden würde, hätte ich wahrscheinlich mein Dauergrinsen aufgesetzt ☺! Ich überlege, wie ich die Beziehung zu meinem neuen Organ noch mehr festigen und intensivieren kann. Seit Jahren habe ich so eine kleine Marotte, dass ich allen Dingen, die mir lieb und teuer sind und die mich im Alltag begleiten, einen Namen gebe. So heißt mein kleines weißes E-Auto beispielsweise „Wölkchen", weil es mich so leise und sanft an jeden Ort hinschweben lässt. Meine neue Lunge soll nun von mir auch einen Namen bekommen, die ihrem besonderen Charakter entspricht.

Ich finde nach wie vor, dass sie sich ein bisschen wie eine vornehme, kleine Diva verhält. Sie reagiert sofort ein bisschen „echauffiert" und „zickt" herum, wenn ihr etwas im wahrsten Sinne des Wortes „stinkt". Ich überlege, welche Person in meinem Leben lungenmäßig gesehen für mich diesbezüglich ein Vorbild ist. Sofort fällt mir in diesem Zusammenhang meine Großtante Fine väterlicherseits ein. Sie war ebenfalls lungenkrank; sie hatte Asthma, lebte als Einzige in der Familie in der Stadt und hatte auf mich als Kind immer eine leicht „vornehme" Ausstrahlung.

Als ich in den 70er-Jahren mit meiner Mutter einmal bei ihr klingelte, schleppte sie sich trotz ihrer schweren Lungenerkrankung mit einem „Babydöllchen“ (ein schwebendes, leichtes, tief ausgeschnittenes Nachthemd) an die Haustür. Obwohl sie darin so zerbrechlich aussah, hat der Auftritt meiner Tante in dem überaus bunten, hauchzarten Negligé einen sehr starken „divenhaften“ Eindruck bei mir hinterlassen. Diese Merkmale – leicht, schwebend, tief ausgeschnitten, zerbrechlich und stark – das sind auch die Eigenschaften, die meine neue Spenderlunge aufweist. Da mir im Zusammenhang mit der Namensgebung meines neuen Organs diese Geschichte in Erinnerung kam, heißt meine neue Lunge jetzt „Lungen-Finchen“.

Ich überlege in dieser Zeit, was für ein Mensch mein Organspender wohl gewesen ist, welche Charakterzüge er hatte und woran er letztendlich verstorben ist. Wenn ich an ihn denke, kann ich eigentlich kaum mit Worten beschreiben, was ich empfinde. Was hat ihn wohl bewogen, seine Organe einem völlig Unbekannten zu schenken? Es muss ein lebensbejahender Mensch gewesen sein, der sein Leben und andere Menschen geliebt haben muss. Ob er wohl auch das Meer und das Skifahren in den Bergen so geliebt hat wie ich? Wie ergeht es seinen Angehörigen jetzt in ihrer Trauer? Haben sie jemanden, der sie stützt? Mein erster Gedanke am Morgen und mein letzter am Abend gilt seit der Transplantation dem Spender und seinen Angehörigen, und ich bin immer wieder zu Tränen gerührt und kann dieses Geschenk aus dem Himmel einfach nicht fassen! Wer zu Lebzeiten einem völlig Unbekanntem seine Organe schenkt und auf diese Weise ein Weiterleben ermöglicht, kann nur ein Engel sein! Ich merke, wie sich durch mein Nachdenken und das eigene Erleben meine Einstellung zur Organspende langsam verändert.

Es geht nun von Tag zu Tag weiter aufwärts, und mein Ziel ist weiterhin, so zügig wie möglich sämtliche Schläuche loszuwerden. Ich habe nun nur noch den Shaldon-Katheter auf der linken Halsseite und eine Infusionsnadel in der rechten Ellenbeuge. Alle anderen Schläuche, Drainagen und Fäden sind mittlerweile entfernt worden. Mein Hals und mein Bauch erfordern nun besondere pflegerische Maßnahmen. An Rücken, Beinen, Armen und im Bauchbereich habe ich ausgedehnte Hämatome (Blutergüsse), die ich mehrfach am Tag mit Heparinsalbe versorge, damit sie vom Körper schneller resorbiert werden können und sich nicht entzünden. Täglich wechsele ich die Verbände der Lymphozele und der Thoraxdrainagenausgänge. Dabei mobilisiere ich vorsichtig die 20 Zentimeter langen Thoraxnarben, die links und rechts unterhalb der Brust entlang der Rippen verlaufen, um einer Narbenwucherung oder Strangbildungen der Haut entgegenzuwirken. Mithilfe von Einmal-Zahnbürste und Pflegeöl klappt das prima. Es ist wichtig, die Haut geschmeidig zu halten und auch gezielte Sinnesreize durch die Zahnbürste zu setzen, da das ganze Gewebe im Thoraxbereich sich noch taub anfühlt. Die regelmäßige Aktivierung der Wundnaht bewirkt, dass verletzte Nervenbahnen ggf. wieder zueinanderfinden und ich so schmerzhaften Zwischenrippen-Neuralgien entgegenwirken möchte. Ebenso massiere ich immer wieder meine linken Oberschenkelmuskeln, um nervale Reize zu setzen, damit die Hautoberflächensensibilität sich hoffentlich mit der Zeit wieder regeneriert.

In der zweiten Septemberwoche wird auf meinen Wunsch die Wechseldruckmatratze aus meinem Bett entfernt. Endlich spüre ich wieder meinen Körper durch den Auflagedruck der normalen Matratze! Zwei engagierte Physiotherapeutinnen organisieren für mich ein Ergometer und stellen es mir in mein Patientenzimmer. Endlich kann ich auch den Auflagedruck meines

Körpers wieder spüren und ich beginne, im Bett langsam winzige Bewegungen einzuüben. Ich bin tief beeindruckt von dem Engagement der jungen Physiotherapeutinnen und überglücklich, dass ich nun selbstständig unter Monitor-Aufsicht langsam täglich die Wattfrequenz auf dem Ergometer steigern kann. Ich erhalte von den beiden Sport-Profis weiterführende Tipps und Übungen, wie ich selbstständig weiterüben kann.

Auch auf der Überwachungsstation ist in der Pandemie die Besuchszeit von 14.00 bis 16.00 Uhr begrenzt. Nach wie vor wechseln sich Michel, Kirsten und unsere Töchter täglich mit ihren Besuchen ab, weil ich ihre „psychosoziale" Unterstützung momentan noch sehr brauche, um wieder in die Balance zu kommen.

An jedem Tag erhalte ich Besuch, und ich lebe wirklich immer auf diese Besuchszeit hin. Ich bemühe mich, alle möglichen Störungen wie Atemübungen, Inhalationen, Verbände, Bettpfanne usw. schon vor dem Besuch zu erledigen, damit ich die beiden Stunden mit voller Aufmerksamkeit genießen kann. Wenn sie da sind, sitzen wir Händchen haltend beisammen. Ich bin innerlich so fragil und kann einfach nicht anders, als mich an ihnen - am Leben - festzuhalten. Es ist so wunderschön, mit meinen Lieben jetzt wieder sprechen zu können, und wir haben nun endlich ein bisschen Ruhe und Zeit, um über die Erlebnisse und Eindrücke während der LTX-OP und auf der Intensivstation zu sprechen.

Es ist mir sehr wichtig, dass wir offen über die unterschiedlichen Sorgen, Ängste und die jeweiligen Gefühlskarussell-Turbulenzen sprechen können. Immer wieder laufen in diesen Gesprächen Freudentränen über das neu geschenkte „Leben 2.0". Unsere älteste Tochter reflektiert, wie wichtig es für sie war, mir bei der täglichen Körperpflege nach der OP zu helfen. Mit den Augen haben wir uns dabei verständigt, und ich habe sie stumm angeleitet, wie sie mir Unterstützung geben kann. Sie war in dieser akuten Phase nicht in der Lage, „nur" ruhig neben meinem Bett zu sitzen. Sie musste einfach irgendetwas tun und mir behilflich sein. Routiniert zieht sie mir mittlerweile die Antithrombosestrümpfe an, begleitet mich ins Bad und darf mir dort (endlich nach sieben Wochen!) beim Haarewaschen helfen. Was für ein Event! Diese Unterstützung jedoch von unserem eigenen „Kind" annehmen zu lernen, ist eine der schwierigsten Übungen überhaupt für mich.

Unsere älteste Tochter schreibt über die Zeit nach der OP:

1. Post-OP-Tag:
Wir bekamen nur die Information, dass die Transplantation so weit gut verlaufen ist. Papa hat mit den Ärzten telefoniert. Es ist viel Wasser in der Lunge, aber das wäre kein Problem.

2. Post-OP-Tag:
Blutwerte etwas verbessert, Thorax-Röntgenbild von heute aber nicht okay, immer noch viel Wasser in der Lunge, sodass Mama in Bauchlage umgelagert wurde. Kein guter Tag, meine Schwester und Papa haben viel geweint. Mit Christine am Telefon gebetet. Sie hat das Zimmer und alle Medikamente und das Intensivpersonal gesegnet.

3. Post-OP-Tag:
Wir hörten per Telefon, dass ca. 1,5 l Wasser weniger in ihrem Körper ist und die ECMO-Unterstützung etwas reduziert werden konnte. Ein Riesenwunder für mich. Habe trotz aller Sorgen das innere, sichere Gefühl, dass die Gebete helfen und Gottes Werk an Mama funktionieren wird! Engelsbild in den Wolken abends – viel gebetet und versucht, innerlich mit Mama

am Meer spazieren zu gehen. Ich spüre irgendwie, dass sie in einer Art „Zwischenwelt" unterwegs ist.

4. Post-OP-Tag:
Sonnenschein, Wolken. Gute Lungenfunktion, aber eine Dialysetherapie ist evtl. notwendig, da die Nierenwerte schlechter werden, und etwas anderes hat sich entwickelt (Thrombosen, stellt sich im Nachhinein heraus). Wir warten auf die Entfernung der ECMO. Es ist ein Auf und Ab der Gefühle. Wir kämpfen weiter mit für Mama und geben nicht die Hoffnung auf. Wir glauben fest daran, dass sie wieder atmen und leben wird, auf diese Weise kann Glaube auch wirksam sein.

5. Post-OP-Tag:
Wir hören in dieser Zeit auf dem Weg zur Uniklinik immer wieder das Lied von Pink „Cover me in sunshine ... shower me with good times, tell me that the world's been spinning since the beginning and everything will be alright ...!"
Mama macht leichte Lidbewegungen, Sedierung niedriger, ECMO seit gestern Abend im Stand-by-Modus, Röntgenbild der Lunge gesehen, bei Mama Mundpflege gemacht, Haare gekämmt und eingecremt. Nierenwerte sind etwas besser. Arzt sagt, dass Mama eine junge Lunge bekommen hat!

6. Post-OP-Tag:
Papa in der Uniklinik. Mama hatte nachts Nachblutungen und zwei Blutkonserven bekommen.

7. Post-OP-Tag:
Erhöhte Temperatur 38 °C, Einblutungen im linken und rechten Pleuraspalt sollen evtl. punktiert werden. Wieder tiefere Sedie-

rung notwendig. Lied von Pink begleitet uns weiter durch den Alltag. Es erinnert uns an die schönen und „gesunden" Zeiten und unser Herzensband untereinander. Die Musik ist jetzt die einzige Kommunikation, weil wir manchmal nichts mehr sagen können. Ich versuche, meine Liebe und Geborgenheit auf Mama zu „übertragen", wenn ich sie besuche. Das war an den ersten Tagen auf der Intensivstation für mich nicht möglich, weil so viel um uns herum passierte (an diesem Tag hatte ich übrigens das orange T-Shirt an ☺).

8. Post-OP-Tag:
Mama hat heute ein Tracheostoma bekommen, was sie eigentlich niemals wollte. Aber Papa hat die Einverständniserklärung unterschrieben, weil die Ärzte dies für notwendig erachten. Wir haben das Gefühl, dass die Pflegekräfte durch eine Tracheostoma-Anlage Mama besser pflegerisch versorgen können. Mama hat heute die Augen etwas auf, wollte uns etwas sagen. Ich kann sie nicht verstehen. Meint sie Wunder, Lunge oder langsam? Irre, wie positiv ich trotzdem Mamas Zustand einschätze und nach der langen Zeit immer irgendwie fest daran glaube, dass nach allem Schlimmen alles irgendwann gut wird. Sie hat keine Schmerzen, die Temperatur liegt bei 37,6 °C. Wir hören, dass sich Thromben vor dem Herzen gebildet haben. Weiter keinerlei Info erhalten. Wieder mit Christine am Telefon gebetet.

9. Post-OP-Tag:
ECMO wurde operativ entfernt, daher tief sediert.

10. Post-OP-Tag:
Mama gesehen, sie will uns etwas sagen. Vergeblich versucht, Mama zu verstehen, wir fragen sie viel und verstehen nicht,

was sie meint. Es ist trotzdem schön, ihre Hände zu halten und zu spüren, dass wieder Leben zurückkommt. Temperatur geht langsam weiter runter. Gespräch mit Ärztin. Heute Ultraschall. Thrombus ist nicht größer, aber auch nicht kleiner geworden. Mama ganz vorsichtig gewaschen.

11. Post-OP-Tag:
Meine Schwester ist heute zu Hause geblieben, um Kraft zu sammeln. Mama schreibt das Wort „Hospiz" auf das Klemmbrett. Ich verstehe nicht, warum sie dies schreibt, es läuft doch alles so gut?! Trotz der vorliegenden Komplikationen hat Gott bewirkt, dass sie weiterlebt. Ich beschäftige mich mit der Frage, worin der Sinn des Leidens für jeden Einzelnen von uns liegen kann. Habe ihr gesagt, dass wir alles zusammen schaffen werden, und bin immer wieder dem Organspender unendlich dankbar! Mamas Gesicht gewaschen, mit ihr gebetet. In meinem tiefsten Inneren bin ich irgendwie ruhig und sicher, dass wir sie nicht verlieren werden!

Wenn die Besuchszeit vorbei ist, geht es weiter mit dem täglichen pflegerischen Prozedere: Tabletteneinnahme, Versorgung der großflächigen Hämatome und immer wieder inhalieren. Die Inhalationszeit beansprucht täglich drei Mal ca. 40 Minuten, und das ist für mich viel „verlorene" Zeit. Aus diesem Grund integriere ich in die Inhalationszeit gleichzeitig auch alle physiotherapeutischen Atemübungen. Nach und nach füge ich auch gymnastische Übungen in die Zeit der Inhalation, sodass ich quasi zwei Dinge zugleich „abarbeite" und dadurch für mich selbst mehr freie Zeit gewinne.

In der dritten Septemberwoche beginnt das Gehtraining im Treppenhaus. Die ersten Versuche, lediglich drei Treppenabsätze hochzusteigen, sind mega-anstrengend! Meine Beine knicken einfach weg wie morsche Stöckchen, als ich die 30 Stufen wieder hinuntergehen möchte. Ich weiß, dass ich erst in die Reha verlegt werde, wenn ich eigenständig gehen und auch Treppen steigen kann. Durch tägliches Training kann ich mich von Tag zu Tag „stufenweise" steigern. Wann immer es möglich ist, laufe ich mit meinen Angehörigen durch das Treppenhaus im Nebengebäude, auch um Kontakte mit anderen Menschen zu minimieren. Dort sind weniger Personen unterwegs, und es gibt Fenster, die gekippt werden können, sodass ich beim Training mit FFP2-Maske besser atmen kann.

Schließlich ist es so weit: Ich bekomme die Erlaubnis, hinaus in den Park zu gehen! Unsere älteste Tochter begleitet mich bei meinem ersten Spaziergang an der frischen Luft. Damit ich Muskelkraft spare, schiebt sie mich zunächst im Rollstuhl bis zum Haupteingang der Klinik. Als wir endlich draußen sind, stehe ich auf, halte mich am Rollstuhl fest und schiebe ihn selbstständig vor mir her. Ich kann es kaum fassen, dass ich (wieder) eigenständig ohne Atemnot und Sauerstoffgerät im Freien laufen kann. Wir weinen beide vor Freude und machen gleich ein paar Erinnerungsfotos, die wir nach Hause schicken.

Und ob man es glauben will oder nicht, während der ganzen Zeit unseres ersten Ausflugs draußen im Park sitzt ein Taubenpärchen auf einem Nebengebäude der Klinik und schaut auf uns herab. Das kann doch kein Zufall sein?!

In den Wochen nach der LTX-OP habe ich einen unbändigen Hunger auf Eiweiß und Vitamine, denn mein Körper ist diesbezüglich durch den massiven Muskelabbau und die OP an sich komplett im Defizit. Deshalb bringt mir mein Familienteam regelmäßig gesundes Obst, Gemüse und Magerquark oder Naturjoghurt mit. Anfangs bin ich unsicher, was ich als

Frischtransplantierte überhaupt essen darf und was nicht. Der Besuch der Ökotrophologin ist in dieser Zeit sehr hilfreich. Sie bespricht mit mir, worauf ich zukünftig achten muss, da ich mich nun lebenslang möglichst keimarm ernähren muss.

Ich weiß, wie viel Kraft und Zeit es meine Familie kostet, mich jeden Tag zu besuchen und mit guten Lebensmitteln zu versorgen. Auch diese Unterstützung anzunehmen, fällt mir nicht leicht, obwohl mir sehr bewusst ist, dass ohne ihre Unterstützung meine gesundheitlichen Fortschritte wesentlich langsamer vonstattengehen würden. Umso wertvoller ist es für mich, dass ich jetzt in einem so starken sozialen Netz meiner Familie aufgefangen werde.

Irgendwo habe ich mal gelesen, dass Dankbarkeit empfinden zu können eine steuerbare Emotion ist, die man erlernen kann. Es geht dabei darum, in den kleinen Momenten, die eigentlich nicht besonders sind, die Besonderheit sehen zu lernen. Mich selbst immer wieder auf die Dinge auszurichten, die mich dankbar machen können, ist eine tägliche Aufgabe. Vor allem, wenn der eigene Körper nicht mehr so belastungsfähig ist, wie er es einmal war. Ich lerne immer mehr, ihn so anzunehmen, wie er jetzt im Moment ist. Mit allen aktuellen Defiziten und auch mit den vielen Narben.

Mein pflegerisches Tagesprogramm endet abends etwa gegen 23.00 Uhr. Mittlerweile kann ich nachts auch viel besser schlafen, weil ich täglich nach dem Mittagessen direkt nach draußen in den Park gehe und dort meine Bewegungs- und Atemübungen durchführe. Ich mache keine Mittagsruhe und bin deshalb abends entsprechend müde und benötige nun auch nachts keine Schlafmedikamente mehr. Ich bin auch sehr froh, dass ich keine schlimmen Albträume habe und nachts in meinen Träumen viel Zeit am Meer verbringe!

Am 23. September 2021 ist es endlich so weit. Durch die Immunadsorptions-Dialyse konnten sämtliche Antikörper aus meinem Körper heraus gespült werden, und die Gerinnungsparameter sind im therapeutischen Bereich. Ich kann mittlerweile ein paar Treppenstufen selbstständig laufen, sodass ich für ein paar Tage nach Hause entlassen werde. Mein Lungenfunktionswert beträgt mittlerweile 78 Prozent, der FEV1 liegt bei 1,77 und ich wiege 58 Kilo. Ich bin überglücklich, dass ich daheim Zeit habe, in Ruhe meine Koffer für die Rehaklinik zu packen.

Ich bin gespannt, ob ich meine Versorgung, das Tablettenmanagement und das hygienische, keimarme Handling im Zusammenleben mit meiner Familie hinbekomme. Als ich von meiner Familie in der Klinik abgeholt werde, laufen bei mir schon wieder die Tränen vor lauter Freude.

Zu Hause angekommen, ist meine erste Aktion der Gang unter die Dusche. Über zwei Monate lang habe ich das Duschen vermisst, und noch nie habe ich so sehr unser Badezimmer genossen! Fast eine Dreiviertelstunde bleibe ich im Wasserstrahl auf dem Duschhocker sitzen und freue mich über das klare Wasser, genieße das saubere Badezimmer und atme tief durch. Es ist unfassbar, was unsere Mädels und mein Michel mir für einen Empfang vorbereitet haben! Sie haben gewaschen, aufgeräumt, das Bett frisch bezogen, eingekauft und für mich lecker gekocht. Alle Topfpflanzen sind im Haus entfernt, und es ist überall sauber, sodass ich keine Angst vor Sekundärinfektionen haben muss. Ich bin überwältigt und meiner Familie so sehr dankbar, dass sie mich so professionell unterstützen und mich auf diese Weise immer mehr in mein neues Leben ziehen.

25
Reha-Klinik
Oktober 2021

Bevor ich für drei Wochen in die Reha-Klinik gehe, muss ich erneut stationär in die Uniklinik. Es soll noch einmal ein Lungen-CT gemacht und mein Körper mittels Ultraschall auf mögliche Thromben gecheckt werden. Im Anschluss daran geht es mit einem Taxi Richtung Reha-Klinik. Trotz meiner Befürchtungen in Bezug auf die Covid-Hygienemaßnahmen, in einem öffentlichen Taxi dorthin gebracht zu werden, aber auch im Hinblick auf alle anderen Keime bin ich überrascht, dass ich die stundenlange, körperlich anstrengende Fahrt relativ gut bewältige. Hoch motiviert sehe ich den drei Wochen in einer speziell für transplantierte Patienten ausgerichteten Rehabilitationsklinik entgegen.

Das eigentlich Wertvolle an meiner Rehazeit sind für mich die Begegnungen mit Anna und Lisa. Anna ist an Lymphangioleiomyomatose (LAM) erkrankt und vor 21 Jahren transplantiert worden. Dies ist eine seltene und ebenfalls fortschreitende Lungenerkrankung, bei der sich glatte Muskelzellen in den Bronchien und Lymphgefäßen übermäßig stark vermehren und dabei gesundes Lungengewebe verdrängen. Die Ursache ist ein Gendefekt, der meist nur Frauen im mittleren Alter betrifft.

Lisa leidet seit ihrer Geburt an einem erblich bedingten Lungenemphysem und hat als junge Frau bereits die dritte Lungentransplantation überlebt. Die Erfahrungen dieser beiden starken, bewundernswerten LTX-Frauen sind so sehr hilfreich für mich! Sie beantworten mir die vielen detaillierten Fragen in Bezug auf das Weiterleben nach der Transplantation. Ihr durchlebtes Erfahrungs- und Expertenwissen ist enorm, und ihre Tipps stehen in keinem Fachbuch.

Sie empfehlen mir beispielsweise, immer eine Medikamenten-Tagesdosis in der Handtasche zu haben (oder noch besser eine Tablettenration für mindestens drei bis vier Tage), falls man einmal in einen Verkehrsunfall involviert sein sollte und in ein Allgemeinkrankenhaus eingeliefert werden würde. Häufig sind dort die spezifischen Immunsuppressiva nicht vorrätig, und es dauert Tage, bis die Krankenhaus-Apotheke sie besorgt hat.

In Bezug auf die Arzneimittelversorgung habe ich von den beiden Frauen gelernt, dass es vor allem in diesen unsicheren Covid-Zeiten wichtig ist, sich einen kleinen Medikamentenvorrat anzulegen. Dies gilt besonders für manche Antibiotika, die auf dem Markt manchmal schwer erhältlich sind. Sie haben mich ebenso darauf aufmerksam gemacht, wie wichtig es ist, (neben der Betreuung durch die LTX-Ambulanz) wohnortnah einen kompetenten Pneumologen zu suchen, der einen persönlich kennt. Dort können die Spiegelwerte und Laborwerte (zweiwöchentlich) abgenommen oder bei kleineren gesundheitlichen Komplikationen zeitnah eine Behandlung eingeleitet werden. Dies erspart mir den längeren Weg zur Uniklinik und auch lange Wartezeiten.

Ich bin heilfroh, als ich Ende Oktober endlich aus der Reha-Klinik entlassen werde, ohne mir dort zusätzliche Sekundärkomplikationen eingefangen zu haben. Ich werde ein drittes Mal gegen Covid mit BioNTech geimpft und muss unmittelbar nach dem Reha-Aufenthalt erneut in die Uniklinik. Es ist im ersten Jahr nach der Transplantation so, dass vierteljährlich Bronchoskopien durchgeführt und dabei Gewebeproben aus dem Lungengewebe entnommen werden. Auf diese Weise kann frühzeitig eine Abstoßungsreaktion histologisch erkannt werden, bevor man dies klinisch feststellen würde. Bei meiner Entlassung aus der Uniklinik erhalte ich ein hoffnungsvolles Ergebnis:

Momentan liegt keine Abstoßungsreaktion vor! Meine neue Lunge fühlt sich offensichtlich in meinem Körper inzwischen pudelwohl!

Vor mir liegt nun die erste längere untersuchungsfreie Zeit, die ich bis Anfang Februar 2022 endlich wieder zu Hause verbringen darf! Ich bin überglücklich und kann es immer noch nicht fassen, dass ich nun wieder bei meiner Familie bin und tatsächlich weiterleben darf! Wir genießen die Zeit des Austauschs, ohne dass wir begrenzte Besuchszeiten einhalten müssen. Die Ruhe, Sauberkeit und Geborgenheit zu Hause tun mir unendlich gut!

In diesen Wochen probiere ich aus, nach Jahren wieder auf dem Bauch oder in Seitenlage zu schlafen, und es klappt tatsächlich. Für Gesunde ist es wahrscheinlich kaum vorstellbar, wie es ist, wenn man jahrelang aufgrund von Atemnot nur auf dem Rücken liegen kann. Dies ist vor allem in den Nächten problematisch, in denen man stundenlang wach liegt und sich *nicht* einfach mal kurz auf die Seite drehen kann. Das Ausprobieren des Positionswechsels im eigenen Bett ist aufgrund der Narben eine Übung für sich, aber mein „Lungen-Finchen" macht alles super mit und meistert ihre Aufgabe der Sauerstoffversorgung meines gesamten Körpers dabei prima! Zu Hause kann ich mein Treppensteig-Training immer weiter steigern. Ich bin nun täglich im Wald unterwegs, laufe altbekannte Wege in einem für mich ganz neuen, unbeschreiblich schnellen Rennschneckentempo.

Und ich beginne endlich wieder mit Fahrrad-Konditionstraining! Witzigerweise umschwirrt mich in diesen Wochen bei meinen Trainingseinheiten im Wald immer wieder eine Taube, die ja eigentlich eher in der Stadt zu finden sind.

Zu Hause kann ich jetzt ohne Zeitdruck und permanente Störungen (z. B. aufgrund von Untersuchungen) in meinem Tempo langsam frühstücken und die vielen Tabletten nach und nach in

Ruhe einnehmen, ohne dass mir dabei übel wird. Eigentlich hatte ich damit gerechnet, dass ich dreimal am Tag etwa 20 Tabletten (1 800 pro Monat) einnehmen muss. Da meine eigenen Organe gesund sind, beziffert sich die Anzahl der Tabletten bei mir morgens auf fünf und abends auf drei Tabletten, d. h. insgesamt 250 Tabletten pro Monat. Wenn ich mir meine Medikamenten-Wochenration stelle, bin ich trotzdem manchmal schockiert, wie viele Tabletten das tatsächlich sind und welchen Müllberg ich dabei produziere!

Die Nebenwirkungen der Medikamente sind enorm. Aufgrund der Immunsuppressiva verringert sich die Nierenfunktion bei LTX-Patienten um etwa 30 Prozent. Ebenso erhöht sich das Tumor-Risiko um das Sechzigfache. Das bedeutet für mich, dass ich zukünftig noch mehr auf meine Haut achten muss, wenn ich draußen unterwegs bin. Ein ausreichendes Sonnenschutzmittel (mit Schutzfaktor 50+) ist deshalb obligat. Auch wenn keine Sonne scheint, muss ich meine Haut täglich mit Sonnencreme schützen.

Wir beschließen nun, Mitte Oktober nach Föhr zu fahren, weil ich unbedingt herausfinden möchte, ob meinem „Lungen-Finchen“ die frische Meeresbrise auch so gut gefällt wie mir. Die Zeit auf der Insel mit Michel ist für mich jetzt wirklich eine effiziente Reha-Maßnahme. Es ist einfach *wunder*voll, dass ich all das, wovon ich mich bereits komplett verabschiedet hatte, nun erneut erleben darf! Bei allen Aktivitäten des täglichen Weiteraufbautrainings muss ich mich momentan immer wieder regelmäßig ausruhen. Mein Schlafdefizit der letzten Monate ist enorm, und ich kann mir endlich die Zeit nehmen, dies aufzuholen. Ich gestalte mir meine eigene Reha mit entsprechenden Übungen und baue weiter meine Muskeln und Kondition auf.

26
Mit der neuen Lunge atmen lernen
November 2021

Während in Deutschland die Omikron-Variante des Coronavirus eine nächste Welle der Pandemie auslöst, bin ich in diesen Wochen damit beschäftigt, immer mehr an Eigenständigkeit zurückzugewinnen. Meine Familie und Kirsten helfen mir sehr dabei, wieder ins Leben zurückzufinden. Den ganz normalen Alltag wieder erLEBEN zu dürfen, ist täglich ein Riesengeschenk für mich! Da ich noch in einigen Situationen des Alltags unsicher bin, begleitet und unterstützt mich unsere älteste Tochter tagsüber dabei. Sie hat pandemiebedingt die Zeit dafür, da an der Uni immer noch „Online-Semester" praktiziert werden. Langsam führt sie mich ins Alltagsleben zurück und gibt mir durch ihre Anwesenheit viel Sicherheit, indem sie z. B. mit mir einkaufen geht und wir gemeinsam kochen.

Vieles muss ich nun im alltäglichen Leben anders gestalten. Hierbei steht die Hygiene, vor allem in Küche und Bad, besonders im Vordergrund. Der Umgang mit Corona, aber auch mit allen anderen Keimen ist dabei für uns im Zusammenleben die Herausforderung. Ich probiere keimarmes Handling in der Küche aus und besorge mir z. B. kleine Gläschen, um Miniportionen Marmelade zu kochen, die ich dann einfriere. Alle Lebensmittel, die länger geöffnet im Kühlschrank stehen, darf ich nicht essen, weil die Schimmelpilz-Infektionsgefahr einfach zu groß ist.

Im Prinzip dürfen Transplantierte alles essen, was mindestens zehn Minuten lang gekocht hat. Einige Lebensmittel jedoch wie z. B. Salat, roher Fisch, rohes Fleisch, Nüsse (Pilze!), frische Kräuter fallen weg. Nach und nach erledige ich die monatelang liegen gebliebene Arbeit, Post und Arztrechnungen. Es hat sich mittlerweile einiges angesammelt, was dringend erledigt werden muss. Da ich seit fast zwei Jahren nicht mehr einkaufen war, fehlt uns inzwischen eine Vielzahl an Gebrauchsgegenständen. Sämtliche Vorräte im Haus sind aufgebraucht, weil monatelang immer nur für den unmittelbaren Bedarf eingekauft wurde.

Ich vereinbare Arzttermine für Nachsorgeuntersuchungen. Engmaschig sollen im ersten Jahr nach der Transplantation Kontrolluntersuchungen beim Nephrologen, Gynäkologen, Zahnarzt und Dermatologen durchgeführt werden. Hinzu kommen die zwei- bis dreiwöchentlichen Blutentnahmen der Spiegelwerte (Immunsuppressiva) in der LTX-Ambulanz. Um den Überblick zu behalten, dokumentiere ich seit Beginn der Erkrankung meinen Krankheitsverlauf, indem ich sämtliche Untersuchungen und wesentlichen Blutwerte in eine Excelliste eintrage. Diese Übersicht hat sich als sehr hilfreich erwiesen, da ich sie zu jedem Arztbesuch mitnehme. Ich kann auf einen Blick sehen, wann ich wo welche Untersuchung hatte und welcher Arzt was, wann, wie und warum angeordnet hat. In diesem Monat ist mein neues Trainingsziel der geplante Skiurlaub im März, für den ich mich nun täglich fit mache. Ich erstelle für mich einen Wochenübungsplan, den ich ebenfalls (neben Lungenfunktions- und Vitalzeichen) täglich für mich dokumentiere.

Täglich bin ich entweder mit Walkingstöcken im Wald unterwegs oder trainiere bei kaltem Wetter im Haus auf dem Ergometer. Ich beginne langsam mit Online-Skigymnastik und freue mich riesig darüber, dass ich dazu kein Sauerstoffgerät mehr benötige. Immer wieder bin ich dabei zu Tränen gerührt und kann es nicht glauben, dass ich immer noch lebe!

27
O du fröhliche ...!
Dezember 2021

Die Omikron-Variante des Coronavirus lässt die Zahl der Infizierten in mehreren EU-Ländern stark ansteigen, sodass eine Lockerung der Pandemieregeln vorerst nicht in Sicht ist. Als „Frischtransplantierte im neuen Leben 2.0“ wundere ich mich über die Stimmung in der Bevölkerung, die in den Medien zurzeit offenkundig wird. Die Menschen klagen darüber, dass es ihnen nun ein zweites Mal in Folge in der Vorweihnachtszeit versagt bleibt, Weihnachtsmärkte und Weihnachtsfeiern zu besuchen und sie ihre Weihnachtseinkäufe in den Einkaufszentren nicht wie gewohnt erledigen können. In den Jahren zuvor belastete viele Menschen die wahnsinnige Terminflut, und die Adventszeit wurde als sehr hektisch beschrieben und wahrgenommen. Viele wünschten sich sehnlich, endlich mehr Zeit zu haben, um sich besser auf Weihnachten „besinnen“ zu können. Diese Zeit haben wir nun pandemiebedingt ein zweites Mal erhalten, und wieder wird genörgelt. Aufgrund der ansteigenden Covid-Zahlen erledige ich die Weihnachtsvorbereitungen wie viele andere Bürger im Wesentlichen online und versuche hierbei dennoch, den ortsansässigen Einzelhandel zu unterstützen, indem ich vor Ort bestelle. Langsam kommt meine Seele in meinem neuen Leben an.

In der Vorweihnachtszeit formuliere ich einen Dankesbrief an die Angehörigen meines Spenders. Jeder Transplantierte hat nach einem halben Jahr nach der OP die Möglichkeit, einen Brief an die Hinterbliebenen des Spenders zu schreiben. Dieser wird dann von dem jeweiligen Transplantationszentrum auf Anonymität hin geprüft, sodass keine Rückschlüsse auf die jeweiligen persönlichen Daten gezogen werden können. Ebenso hat auch die Spenderfamilie die Möglichkeit, in anonymisierter Form dem Organempfänger zu antworten. Ich habe kürzlich durch einen Zufall erfahren, dass meine Lunge von einer 50-jährigen Frau gespendet wurde. Ich bin froh, dies zu wissen, da ich ihr und ihren Angehörigen jetzt in Gedanken noch gezielter „unsichtbare Kraftpakete“ zuschicken kann. Es ist mir sehr wichtig, dass die Hinterbliebenen meiner Organspenderin dieses Zeichen meiner Dankbarkeit von mir persönlich noch vor Weihnachten erhalten. Auch wenn ich vielleicht keine Rückantwort bekommen werde, sollen sie erfahren, wie sehr ich meine Lunge liebgewonnen habe und dass ich mein Leben lang gut auf sie aufpassen werde.

In diesem Jahr verschicke ich ganz besondere Weihnachtskarten. Auf ihnen ist das „Lungenflügel-Fenster“ der Heilig-Kreuz-Kirche im Münchner Stadtteil Giesing abgebildetl[1] Der Künstler Christoph Brech hat die Kirchenfenster aus über 1200 Röntgenbildern der menschlichen Lunge gestaltet. Sie wurden dafür mit einem Siebdruckverfahren auf hellblaue Glasscheiben übertragen und mit blauer Farbe eingebrannt, und man kann beim genauen Hinsehen die unterschiedlichen Lungenstrukturen der einzelnen Menschen erkennen. Was mich besonders beeindruckt, ist der große Engel im Vordergrund des Fensters, der gleichsam jedes Lungenbild bewacht. Obwohl diese einzigartigen bereits 2014 künstlerisch gestaltet wurden, haben sie nun in der Zeit der Pandemie für mich eine besonders aktuelle Bedeutung.

28

Testtage nach den Festtagen – positiv ist relativ

Januar 2022

Die weiterhin angespannte Pandemielage in Deutschland führt zunehmend zu Konfrontationen zwischen Impfgegnern und -befürwortern und zu teilweise gewaltsamen Protesten gegen die Corona-Auflagen. Ich überlege, ob es in Anbetracht der gegenläufigen Meinungen zur Pandemie und der zunehmend aggressiven Stimmung in der Gesellschaft überhaupt noch Sinn hat, an diesem Buch weiterzuschreiben und es irgendwann einmal zu veröffentlichen. Einerseits hatte ich mir im letzten Jahr als Betroffene sehr gewünscht, detailliert nachlesen zu können, wie andere Lungenkranke die Wartezeit vor der Transplantation und die Zeit danach erlebt haben. Andererseits befürchte ich, dass die Menschen es nach den Jahren mit Corona müde sind, sich mit den Auswirkungen der Pandemiekrise auf chronisch Lungenkranke zu beschäftigen. Vielleicht möchten viele lieber fröhliche, unbeschwerte Literatur lesen? Aber ich merke, dass das Schreiben einen positiven Effekt auf mich selbst hat: Ich kann so das Erlebte strukturieren, „innerlich" einordnen und dadurch ein Stück weit auch verarbeiten. Also beschließe ich, zunächst einmal alle Ereignisse für mich und meine Familie chronologisch weiter aufzuschreiben.

Die Januarwochen verbringe ich weiter mit Konditionstraining im Wald mit Power-Walken und neuerdings auch mit kurzen Jogging-Etappen. Wenn ich das Gefühl habe, dass die Luft draußen für meine Lunge zu kalt ist, mache ich weiter Inside-Trainingseinheiten auf dem Ergometer. Mittlerweile bekomme ich immer mehr Routine im Umgang mit meinem neuen Leben nach der Transplantation. Alle zwei bis drei Wochen werden die Medikamente erneut auf die Spiegelwert-Schwankungen hin angepasst, sodass ich meine Medikation zunächst für zehn Tage im Voraus stelle, um Einnahmefehler zu vermeiden. Da die Tabletten nicht alle in die gängigen Krankenhaus-Tablettenschälchen passen, habe ich mir kleine, verschließbare Kunststoffschälchen zugelegt, die man stapeln kann. Ein Vorteil der Einzelschälchen ist, dass ich so besser den Überblick behalte und die lichtempfindlichen Immunsuppressiva nicht nur vor Sonneneinstrahlung und Feuchtigkeit geschützt sind, sondern auch nicht so leicht kontaminiert werden.

Nacheinander erledige ich die anstehenden Folgeuntersuchungen trotz des hohen Risikos, mich in der Grippewelle nicht nur mit dem Covidvirus, sondern auch anderen Keimen zu infizieren. Ich werde ein viertes Mal mit BioNTech geimpft und bilde aufgrund der Immunsuppression lediglich 200 Antikörper gegen das Covidvirus.

29
Training im Alleingang
Februar 2022

In der zweiten Februarwoche habe ich erneut einen stationären Termin in der Uniklinik. Die vierteljährliche Bronchoskopie mit Probenentnahme ist routinemäßig wieder fällig. Ebenso sind Untersuchungen von Herz, Blutwerten und ein MRT der Wirbelsäule geplant. Die Lymphozele soll ebenfalls sonografiert werden, um einen Abszess auszuschließen. Momentan bin ich wieder einmal mehr besorgt bezüglich einer möglichen Covid-Infektion, da sich bei mir auch auf die vierte BioNTech-Impfung hin kaum Antikörper gebildet haben.

Um in der Uniklinik aufgenommen werden zu können, benötige ich diesmal einen aktuellen negativen Corona-Test, den ich offiziell vorher in der Apotheke habe durchführen lassen. Das Aufnahmeprozedere in der Klinik funktioniert mittlerweile reibungslos. Die Security kontrolliert jeden Patienten und das Personal auf einen gültigen Coronatest und FFP2-Maske. Jeder Einzelne muss sich am Haupteingang ausweisen können. Als immunsupprimierte Patientin gibt mir diese konsequente Vorgehensweise eine enorme Sicherheit.

Als ich um 10.30 Uhr auf der Lungenstation ankomme, erlebe ich wieder einmal hautnah die hohe Arbeitsdichte auf der Station. Wie in den Medien berichtet, sind tatsächlich die Normalstationen mit Patienten überbelegt, und es herrscht akuter Bettenmangel. An ein separates Zimmer für Frischtransplantierte ist nicht zu denken. Ich warte bis abends um 19.00 Uhr auf dem Flur, bis endlich ein Patientenzimmer frei wird, und werde wider Erwarten doch noch in einem Zimmer allein untergebracht. Ich bin unendlich froh, dass es so ist und sich wieder einmal die Dinge gut gefügt haben. Die Bronchoskopie ergibt, dass die Anastomosen (chirurgisch angelegte Verbindung der Bronchien) gut verheilt sind und aktuell keine Abstoßungsreaktion vorliegt, sodass ich schnell wieder entlassen werden kann.

In dieser Zeit werde ich immer wieder gefragt, wie es mir nach der Transplantation jetzt mittlerweile geht. Ich kann dann einfach nur antworten, dass es mir für eine transplantierte Patientin wirklich gut geht. Natürlich hat sich mein Leben verändert, denn ich habe die Lungenfibrose-Erkrankung gegen andere chronische Erkrankungen eingetauscht. Das bedeutet, dass ich durch die Transplantation beispielsweise aufgrund der vielen Medikamente, die ich seitdem einnehmen muss, eine eingeschränkte Nierenfunktion entwickelt habe. Ebenso ist durch die Immunsuppressiva ein erhöhtes Krebsrisiko gegeben, und es gibt Hautveränderungen in meinem Gesicht, die dermatologisch engmaschig kontrolliert und therapiert werden.

Hinzu kommt das Fatigue-Syndrom, das Gefühl einer anhaltenden Müdigkeit, Erschöpfung oder auch Antriebslosigkeit. Ich brauche immer wieder Erholungsphasen, damit mein Herz sich ausruhen kann und die Nieren dann besser arbeiten können. Ich benötige für alle Dinge viel mehr Zeit, und mein Körper fordert diese Zeit nun ein.

Eigentlich habe ich mich in der Vergangenheit oft danach gesehnt, endlich einmal die Alltagsroutine und anstehenden Aufgaben in Ruhe nacheinander erledigen zu können, ohne dabei ständig in Hektik zu sein. Ich versuche nun noch einmal mehr, durch vorausschauendes Zeitmanagement negativen Stress zu vermeiden, denn „Distress" wirkt sich negativ auf das Immunsystem und somit auch auf das neue Organ aus. Mir ist bewusst, dass es viele Menschen gibt, die nach der Transplantation zeitnah wieder in den Beruf zurückfinden müssen, um ihren Lebensunterhalt bestreiten zu können. Ich habe das Privileg, mir auch dafür Zeit nehmen zu können, weil Michel für mich mit sorgt und ich nun Rente erhalte. Dafür bin ich auch sehr dankbar.

In diesen Wochen überlege ich, welche sportlichen, beruflichen und ehrenamtlichen Aktivitäten ich demnächst wieder aufnehmen kann und möchte. In sportlicher Hinsicht würde ich sehr gern noch in dieser Saison auf die Skipiste. Ebenfalls möchte ich gern testen, ob meine Spenderlunge das Schwimmen genauso liebt wie ich und ob sie in der Lage ist, meinen Körper im Wasser zu tragen, ohne dass ich untergehe?! Und irgendwann würde ich auch gern wieder richtig joggen können.

Die Arbeit in meinem Beruf werde ich wahrscheinlich aufgrund des hohen Infektionsrisikos durch den Präsenzunterricht nicht mehr aufnehmen können. Vielleicht ergeben sich jedoch andere Möglichkeiten, z. B. im Online-Unterricht, das an andere weiterzugeben, was ich gelernt und erfahren habe?

Meine ehrenamtliche Tätigkeit in der Notfallseelsorge (NFS) kann ich jetzt wieder aufnehmen, indem ich die Koordinierung der Einsätze im Rahmen des telefonischen Rufbereitschaftsdienstes unterstütze. Mein Ziel ist es, dass ich vielleicht ab Sommer unter Berücksichtigung der aktuellen Inzidenzzahlen wieder selbstständig Einsätze vor Ort begleiten kann.

Was ich mir natürlich besonders wünsche, ist, wieder im Orchester mitspielen zu können. Vielleicht wird sich trotz aller hygienischen Bedenken in Bezug auf Schimmelpilze im Holzblasinstrument ein Weg für mich finden. Allerdings stellen auch die Proben mit den vielen Menschen in einem Raum ein enorm hohes Infektionsrisiko für mich dar, besonders in den Wintermonaten. Ich weiß zurzeit noch nicht, ob ich zukünftig dieses Risiko eingehen werde.

Ein besonderer Fortschritt ist in diesem Monat für mich, dass ich wieder allein Auto fahren darf. Diese Tatsache bedeutet noch mehr Freiheit und Unabhängigkeit und ist aufgrund der regelmäßigen Termine in der Uniklinik und bei den niedergelassenen Fachärzten eine große Zeitersparnis für mein gesamtes Familiensystem.

30
Zurück im neuen Leben 2.0
März 2022

Den Beginn des März sehne ich förmlich herbei. Wir haben gemeinsam mit unseren Töchtern, mit Kirsten und Thomas einen Skiurlaub im Montafon geplant. Trotz der niedrigen Leukozytenzahl möchte ich unbedingt ausprobieren, ob ich inzwischen genügend Muskeln aufgebaut habe, um wieder in den Bergen Ski fahren zu können. Seit Wochen habe ich regelmäßig sämtliche Muskelpartien trainiert, die man auf der Piste benötigt. Erfreulicherweise haben sich die sportlichen Online-Work-outs während der Pandemie stetig weiterentwickelt, sodass dies gerade für Lungentransplantierte eine super Alternative ist, ohne große Infektionsrisiken wieder fit zu werden (bzw. zu bleiben).

Die Ärzte der Uniklinik haben meine Skiferien befürwortet und empfehlen mir, meine neue Lunge langsam an die Höhenluft zu gewöhnen und die Après-Ski-Aktivitäten sein zu lassen. Ich grinse innerlich, denn Après-Ski-Partys standen für mich im Skiurlaub noch nie so wirklich im Vordergrund. Ich freue mich viel mehr auf das Skifahren und auf die Berge! Ich befürchte allerdings, dass es mit der langsamen Akklimatisierung schwierig werden könnte, weil ich es wahrscheinlich kaum aushalten werde, erst einmal ein paar Tage allein im Tal spazieren zu gehen, um mich zu akklimatisieren, während die anderen bereits aktiv die Pisten testen.

Der gemeinsame Skiurlaub ist für mich natürlich nicht nur sportlich, sondern auch in hygienisch-infektiöser Hinsicht bedingt durch das enge Zusammenleben mit den anderen eine neue Herausforderung. Bis zur Abfahrt bleibt es spannend, weil unsere jüngste Tochter sich mit Covid angesteckt hat und ihre Schwester sich ebenfalls infiziert haben könnte. Als schließlich alle Schnelltests unseres „Skiteams" negativ sind, machen wir uns endlich auf die Reise.

Durch den russischen Angriffskrieg in der Ukraine fahren wir mit sehr gemischten Gefühlen in diesen Skiurlaub. Während Millionen von Ukrainern aus ihrer Heimat fliehen, dürfen wir den Luxus eines Skiurlaubs in den Bergen genießen. Wir sind schockiert über die Bilder in den Nachrichten. Auf der Fahrt in die Montafoner Berge geht mir vieles durch den Kopf, und meine Seele ist momentan von den Ereignissen in der Welt immer wieder komplett überfordert.

Noch vor einem Jahr hätte ich niemals im Traum daran geglaubt, dass ich jemals wieder auf Skiern stehen würde. Ich bin unsicher, ob ich mittlerweile genügend Kraft in den Beinen und entsprechende Rumpfstabilität habe, um die Pisten herunterfahren zu können. Werde ich mit den anderen in der Gruppe mithalten können, oder bin ich ihnen nur ein Klotz am Bein? Ich frage mich, wie mein neues Organ wohl mit der kalten Höhenluft zurechtkommen wird? Wie werde ich überhaupt das „Covid-Handling" in den engen Gondeln am besten managen? Und wie lange werde ich überhaupt auf der Piste unterwegs sein und fahren können, da mir die Nebenwirkungen der Medikamente vor allem morgens immer noch zu schaffen machen?

Eigentlich hatten wir geplant, am ersten Skitag mit der Gondel zunächst nur bis zur Mittelstation zu fahren, um herauszufinden, wie sich die eiskalte Höhenluft auf meine neue Lunge auswirkt und ob ich dort gut atmen kann. Als ich jedoch bei strahlendem Sonnenschein die Montafoner Berge glitzern sehe, gibt es für mich kein Halten mehr. Ich will unbedingt bis auf die Bergspitze fahren!

Ich kann es kaum glauben, dass ich tatsächlich mit meinen Lieben auf dem Weg zum Berggipfel bin! Gleichwohl bin ich gespannt, ob das, was ich heute vorhabe, überhaupt noch funktionieren wird. No risk, no fun! Voller Freude fahre ich schließlich die erste Piste hinunter. Ich höre förmlich, wie die anderen hinter mir die Luft anhalten, während ich beim Skifahren innerlich vor Glück fast platze. Als ich irgendwann anhalte, um durchzuatmen, stoppt meine Ski-Eskorte neben mir, und gemeinsam weinen wir vor lauter Freude über das „Ski-Wunder" mitten auf der Piste. Ich merke von Tag zu Tag mehr, wie gut mir die Bewegung in der frischen Bergluft tut. Eine Woche Skiurlaub hat für mich den gefühlten Trainingseffekt von sechs Reha-Wochen.

Besonders erholsam ist für mich das Miteinander in der Ferienwohnung. Da ich in den vergangenen Monaten sozial sehr zurückgezogen gelebt habe und ansonsten immer wieder mit schwerstkranken Menschen zusammen war, freue ich mich nun umso mehr, im Erzählen wieder am Leben anderer teilhaben zu können. Es tut mir einfach gut, mit meinen Lieben unterwegs zu sein, und es ist schön, morgens mit ihnen zusammen zu frühstücken, dabei herumzualbern, ohne ständig mit den Gedanken um das Thema Krankheit zu kreisen. Tatsächlich bin ich in diesem Urlaub bis zu viereinhalb Stunden mit den Skiern auf der Piste unterwegs. Der absolute Wahnsinn, was mein Lungen-Finchen leistet und wie sehr sie die Bergluft mit mir genießt!

Als wir wieder zu Hause sind, habe ich mein nächstes Projekt am Start. Ich merke, wie sehr mir die Musik fehlt, und habe den Eindruck, dass ein regelmäßiges Oboespielen meine Zwerchfellatmung noch weiter optimieren würde, auch wenn der Lungenchirurg mir davon dringend abgeraten hat.

Andererseits wurde mir auch gesagt, dass wir Transplantierten mit gesundem Menschenverstand an die Dinge, die wir lieben, herangehen sollen. Manche Aktivitäten bedeuten zwar ein höheres Infektionsrisiko, aber sie bereichern auch die eigene Lebensqualität enorm und stärken dadurch auch das Immunsystem. Es ist immer ein Abwägen, wofür man sich entscheidet. Da ich beim Oboenspiel ja nicht die Luft (aus dem Instrument) einatme, sondern den Luftstrom über die Nase in das Instrument als Luftsäule hinausatmen muss, schätze ich das Infektionsrisiko zunächst als kalkulierbar ein. Deshalb besorge ich mir für die Oboenrohre ein Desinfektionsmittel mit fungizider, antibakterieller und antiviraler Wirkung, um sie vor dem Spielen darin einzulegen.

Als ich meine Oboe zum ersten Mal nach der Transplantation anspiele, kann ich es kaum glauben. „Finchen" ist so stark, dass ich gleich das ganze Stück durchspielen kann, und das ohne Hustenattacken und ohne Atemnot! Was mir jetzt lediglich noch fehlt, ist, den Ansatz der Mundmuskulatur zu trainieren. Aber das lässt sich ja durch kontinuierliches Üben verändern. Das erste Lied, das ich spiele, heißt: „Kommt, atmet auf, ihr sollt leben!" Ich nehme mein Oboenspiel mit dem Handy auf und schicke es meiner Familie. Es ist schön, dass sie sich auch so sehr mit mir über dieses kleine „Musikwunder" freuen können.

Obwohl ich so gern nach der Sommerpause wieder im Orchester mitspielen würde, entscheide ich mich aufgrund des hohen Infektionsrisikos (allein schon durch die Anwesenheit der anderen Musiker), mein geliebtes Hobby endgültig aufzugeben. Auch wenn ich nicht mehr mit anderen Menschen spielen kann, kann ich doch Musik hören und vielleicht demnächst auch Konzerte (im Freien) besuchen. Ein Traum von mir ist es nach wie vor, einmal Albrecht Mayer in der Elbphilharmonie in Hamburg live zu erleben. Und am allerliebsten würde ich dabei gern neben ihm sitzen, um seine Noten im Konzert mitzuverfolgen und von ihm noch mehr über die Zirkuläratmung zu lernen!

Ein weiteres Herzensprojekt in diesem Monat ist der erste Besuch im Hallenbad. Es ist jetzt über zwei Jahre her, dass ich dort war. Ich informiere mich vorab in meiner LTX-Regionalgruppe (BDO), welche Erfahrungswerte Langzeittransplantierte bereits mit dem Besuch im Schwimmbad gemacht haben und worauf ich dort besonders achten muss.

Es gibt diesbezüglich geteilte Meinungen. Es gibt Transplantierte, die aufgrund der Keimbelastung und Pilzgefahr Schwimmbäder meiden würden. Mit gesundem Menschenverstand betrachtet ist jedoch die Situation im Schwimmbad in Bezug auf die Anzahl der Menschen vergleichbar mit der eines stationären Aufenthalts in einer Klinik. Vor allem in der Dusche. Es gibt die Meinung, dass der Chlorgehalt des Wassers für eine transplantierte Lunge schädlich sein könnte. Andererseits wurde mir von den Ärzten gesagt, dass ich nun eine junge, gesunde Lunge habe, die auch etwas aushalten kann.

Da ich ja nicht vorhabe, stundenlang im Schwimmbad zu verweilen, sondern lediglich meine Bahnen ziehe und mich vielleicht noch ein Viertelstündchen von den Massagedüsen durchkneten lasse, kann mir dieses Vorhaben eigentlich nur guttun. Ich möchte es einfach ausprobieren. Deshalb frage ich im Hallenbad vorab telefonisch kurz nach, welche Covid-Bestimmungen zurzeit im Bad gelten und wie viele Besucher momentan vor Ort sind. Als geimpfte oder genesene Person darf ich laut Angaben des Bademeisters kommen und die Behinderten-Umkleidekabine benutzen, weil ich dort allein duschen kann, ohne die Aerosole von anderen Badegästen mit einatmen zu müssen. Ich lasse die Dusche einige Minuten laufen, um die Keimanzahl im

Duschkopf (Mykobakterien, Legionellen usw.) zu reduzieren, und stelle mich dann erst darunter.

Als ich das Hallenbad betrete, überwältigen mich meine Emotionen. Ich stehe an der Schwimmerbecken-Treppe, und alle möglichen Erinnerungen kommen aus der Tiefe in mir hoch. Seit über 25 Jahren bin ich regelmäßig freitags in diesem Schwimmbad gewesen. In jungen Jahren war ich dort mit unseren Kindern und habe ihnen das Schwimmen beigebracht. In Grundschulzeiten unserer Töchter habe ich als „Schwimmmutter" den Schwimmunterricht unterstützt und bin selbst regelmäßig mit meiner Schwester und unserem Vater geschwommen.

Als ich das erste Mal nach der Transplantation ins Wasser steige, ist es erneut um meine Fassung geschehen. Die Tränen schwappen über und fließen, weil ich niemals mehr damit gerechnet habe, je wieder in dieses Schwimmbad gehen zu können. Mit strahlendem Gesicht beginne ich vorsichtig mit Brustschwimmen, danach versuche ich eine Bahn Rückenschwimmen und schließlich fange ich an zu kraulen. Es ist unglaublich!

Im Wasser fühle ich mich so wie in der Zeit, als ich noch meine eigene Lunge hatte und gesund war. Unfassbar! Es ist ein so wundervolles Gefühl, dass meine neue Lunge so stark und gesund ist und mich über Wasser halten kann, wenn ich tief einatme. Nach 25 Bahnen gönne ich meinem „Lungen-Finchen" eine kleine Pause. Wir beide jubeln innerlich vor Freude!

Als der Bademeister mich zwischendurch fragt, warum ich beim Schwimmen so grinse, erzähle ich ihm von meinem Glück. Er bietet mir an, ein paar Fotos zu machen, damit ich diesen besonderen Moment festhalten kann. Ich beschließe, in ein paar Wochen mit meinem Neoprenanzug wieder auf Föhr im Meer zu schwimmen, wenn die Temperaturen es draußen zulassen.

Parallel zum Schwimmen trainiere ich nun für eine Fahrradtour, die im Juni, am Tag der Organspende, stattfinden wird. Geplant ist eine Strecke von etwa 40 Kilometern, die gemeinsam mit Pflegepersonal, Ärzten und einigen Transplantierten zurückgelegt wird. Ziel dabei ist es, die Bevölkerung über die Möglichkeiten der Organspende zu informieren und auf die Chancen der Organtransplantation aufmerksam zu machen. Auch soll durch diese Aktion auf die drastisch sinkenden Organspendezahlen seit der Pandemie hingewiesen werden, um Menschen zu motivieren, einmal über die Endlichkeit des eigenen Lebens nachzudenken und eine Entscheidung bezüglich einer Organspende zu treffen. Wie immer diese auch aussehen mag.

Obwohl über 70 Prozent der Menschen in Deutschland sich für die Sinnhaftigkeit einer Organspende aussprechen, hapert es bei vielen von ihnen daran, einen gültigen Organspenderausweis im Portemonnaie zu haben. Das ist eigentlich schade, wenn man bedenkt, dass *ein* Organspender durch *einen* Organspenderausweis bis zu *sieben* Leben retten und dadurch Lebenszeit bei anderen verlängern könnte!

Übrigens besteht auch die Möglichkeit, dass bereits transplantierte Menschen Organspender sein können, wenn alle anderen Organe gesund sind. Seitdem ich das erfahren habe, entscheide ich mich nun trotz meiner jahrelangen Bedenken, auch einen Organspenderausweis auszufüllen.

Letztendlich ist Organspende selbst bei vorliegendem Spenderausweis immer eine Teamaufgabe. Es muss vor allem von den behandelnden Ärzten in den jeweiligen Situationen daran gedacht und dies auch thematisiert werden, wenn es für die Betroffenen um Therapieentscheidungen am Lebensende geht. Dabei geht es nicht darum, Angehörige zur Bewilligung einer Organspende zu drängen, sondern dass ihnen die notwendigen

Informationen vermittelt und die begleitenden Gespräche entscheidungsoffen geführt werden. Die Frage nach der Organspende ist eine der ethisch schwierigsten Frage an zutiefst betroffene Angehörige zum ungünstigsten Zeitpunkt überhaupt. Gerade deshalb ist es wichtig, mit Angehörigen über eine mögliche Organspendeabsicht zu sprechen, damit in der Krisensituation eine akzeptable Entscheidung getroffen werden kann.

Derzeit arbeitet das Bundesinstitut für Arzneimittel und Medizinprodukte (BfArM) am Aufbau eines Organspenderregisters, das die Möglichkeit bieten soll, die persönliche Entscheidung zur Organ- und Gewebespende auch behördlich festzuhalten. Es soll die individuellen Erklärungen des einzelnen Bürgers für oder gegen eine Organ- und Gewebespende zentral und elektronisch aufnehmen. Der Eintrag ist freiwillig und kostenlos und kann jederzeit geändert oder widerrufen werden.

Ein weiterer persönlicher Wunsch von mir ist es, einmal an einem Triathlon teilzunehmen. Dabei geht es mir nicht darum, irgendwelche Bestzeiten zu erreichen, sondern ich möchte vielmehr verdeutlichen, was nach einer Organtransplantation sportlich wieder möglich ist. Ich empfinde dies nun als eine meiner zentralen Aufgaben in meinem neuen Leben und fühle mich diesbezüglich meiner Spenderin gegenüber auch verpflichtet und bin ihr dadurch sehr nahe. Es wäre eine Freude für mich, noch viele andere Menschen auf diese Weise für das Thema der Organspende zu sensibilisieren.

Ich freue mich schon sehr auf meinen ersten Lungengeburtstag, obwohl an diesem für mich besonderen Tag irgendwo in Europa eine andere Familie trauert, weil sie zum ersten Mal den Todesjahrestag einer geliebten Verstorbenen erlebt. Ich möchte gern diesen Tag mit den Menschen verbringen, die meine Familie und mich in der schweren Zeit begleitet haben, und gemeinsam mit ihnen an die Hinterbliebenen meiner Spenderin denken und auf sie anstoßen. Wir werden im Garten an der frischen Luft feiern, und es wird Döner und Eis auf die Hand geben – natürlich alles „pandemiekonform".

31
Weiterleben lernen mit Corona
Ende März 2022

In diesem Monat ist es genau zwei Jahre her, dass sich aufgrund des Pandemiegeschehens und der damit einhergehenden unfreiwilligen Berentung mein Leben komplett verändert hat. Was habe ich in diesen beiden Jahren gelernt? Von welchen Erfahrungen könnten Gleichbetroffene, Angehörige und auch das Personal im Gesundheitswesen profitieren?

Ich möchte mich an dieser Stelle zunächst noch einmal an die Menschen wenden, die eine Transplantation noch vor sich haben und auf ein Spenderorgan warten. Dies ist *meine* Geschichte des Verlaufs *meiner* Lungenerkrankung. Jeder Erkrankungsprozess kann bei anderen auch völlig anders verlaufen. Im Leben muss man stets mit allem rechnen – auch mit dem Guten!

Seit der Lungentransplantation habe ich keine lebensbedrohliche Atemnot und keine Hustenattacken mehr. Mittlerweile konnte ich meine Vitalkapazität auf 99 Prozent steigern, habe einen FEV1 von 2,29 und wiege wieder 65 Kilo bei einer Größe von 1,69 Meter. Ich kann ohne zusätzliche Hilfsmittel (Sauerstoffgerät, Rollstuhl etc.) überall hingehen und ein relativ normales Alltagsleben führen.

Bei meinen Sozialkontakten entscheide ich bewusst, welches Infektionsrisiko ich im Kontakt mit anderen Menschen eingehen möchte und welches nicht. Sicherlich gehe ich mittlerweile noch viel achtsamer mit meiner Lebenszeit um, als ich es ohnehin schon vor der Transplantation getan habe. Ich möchte die Zeit, die mir geschenkt wurde, nicht unnütz vertun oder verspielen. Deshalb ist jeder einzelne Tag für mich oft zu kurz und auch viel zu schnell vorbei. Ich verbringe gern meine neue Lebenszeit mit Menschen und Dingen, die mir wirklich guttun. Was ich wirklich im Leben „brauche", ist, immer wieder durchatmen zu können – und das an der Seite von Menschen, die mir wertvoll sind.

Ich habe viel intensiver verstanden, wie wichtig der vertrauensvolle Kontakt zum „Himmelsarchitekten" ist. Ganz besonders in scheinbar ausweglosen Situationen und vor allem unmittelbar vor dem Lebensende. Die schwierigste Aufgabe ist es dabei für mich gewesen, zu lernen, mein Schicksal „einfach" anzunehmen, ohne am „Architekten", seinem (Bau-)Plan und seiner Liebe zu zweifeln. Ich hoffe, dass ich diese Verbindung mit ihm auch zukünftig so wahrnehmen und erleben darf, was auch immer mir noch begegnen oder mir schicksalhaft vor die Füße geworfen wird.

Ich habe erlebt, wie wichtig und hilfreich es ist, von Menschen umgeben zu sein, die geholfen haben zu beten, als ich selbst schon nicht mehr dazu in der Lage war. An dieser Stelle möchte ich mich bei allen, die an mich gedacht und für mich gebetet haben, noch einmal ganz herzlich bedanken! Ihr wart großartig und habt mich mit der Kraft eurer Gebete aus dem schwarzen OP-Tunnel wieder ins Leben hineingezogen!

Ganz wesentlich für mich ist auch gewesen, dass ich auf der „Herzensebene" ein gesundes Zutrauen, d. h. eine innere Freundschaft mit meinem neuen Organ und auch seinem Spender geschlossen habe. Ich ertappe mich manchmal dabei, dass ich völlig vergesse, dass ich transplantiert bin, weil es „Finchen“ in meinem Brustkorb inzwischen wirklich so gut geht und sie sich dort sehr wohlfühlt! Das Gefühl der Dankbarkeit ist eine entscheidende Kraftquelle für das Weiterleben-Lernen, und ich staune auch immer wieder über die kleinsten „Wünderchen“, die täglich um mich herum passieren.

Durch die Erkrankung und die Transplantation hat sich viel Segensreiches in meinem Leben entwickelt. Ich habe mit meiner Familie und Freunden gelernt, noch intensiver über die eigenen Befürchtungen, Ängste, individuelle Gefühle und Wünsche zu sprechen. Unsere Kinder sind an meiner Erkrankung innerlich gereift, so empfinden und erzählen sie es uns. Sie sagen, dass sie nicht daran zerbrochen sind, weil wir immer wieder offen und ehrlich mit ihnen über die Themen, die im jeweiligen Krankheitsstadium bei jedem Einzelnen „obenauf lagen“, gesprochen und uns ausgetauscht haben.

Zu einem besonderen Segen wurden mir die Begegnungen mit den vielen Menschen, die ich durch die Erkrankung kennenlernen durfte. Kostbar sind mir vor allem die lebenspraktischen Tipps und Erfahrungen von Expertinnen, die ich von Kira, Lisa und Anna mitgenommen und in dieses Buch integriert habe. Sie haben mir transplantationsspezifisches Fachwissen vermittelt, das in keinem Lehrbuch steht.

Es gibt viele weiterführende Empfehlungen und Praxishinweise im Umgang mit Ernährung, Hygiene und Alltagsbewältigung nach Organtransplantation und auch im Umgang mit lebensbedrohlicher Atemnot. Diese sind ausführlich im Internet beschrieben und dort abrufbar. Besonders empfehlenswert ist an dieser Stelle die gelungene Patientenbroschüre der Ruhrlandklinik Essen mit zielgerichteten Informationen zur

Lungentransplantation (s. Anhang). Bei allen Informationen und Vorsichtsmaßnahmen ist jedoch wichtig, dass man als Betroffener lernt, dem eigenen Körper (wieder) etwas zuzutrauen. Dies gelingt m. E. am besten, wenn man das, was man wirklich liebt und was für einen selbst eine besondere Form der Lebensqualität darstellt, schrittweise einfach wieder ausprobiert.

Manche brauchen die Bewegung im Wasser, einen Saunabesuch oder (hin und wieder) ein „verbotenes" Nahrungsmittel. Für andere Transplantierte ist es ein wichtiger Aspekt von Lebensqualität, ein Haustier zu haben. Was auch immer für den Einzelnen das Leben bereichert, eine vernünftige Risiko-Nutzen-Abwägung ist vorab wesentlich. Hierbei ist das jeweilige Setting von Bedeutung, in dem ich ein bestimmtes „Wagnis" eingehe, und dieses sollte man mit gesundem Menschenverstand beurteilen. Corona ist immer noch ein Problem in der Gesellschaft und beherrscht oder tangiert viele Lebensbereiche. Die Pandemie hat das Mundschutztragen in der Öffentlichkeit gesellschaftsfähig gemacht und schützt dadurch vulnerable Patientengruppen zweifach: vor Infektionen *und* vorschneller Stigmatisierung.

Als transplantierter Mensch denke ich, dass wir, seitdem es Impfseren gibt, für die Pandemie einen möglichen (Lösungs-) Weg gefunden haben, mit dem Virus und seinen zukünftigen Mutanten umzugehen und weiterzuleben. Diese Lösungsmöglichkeiten gibt es für andere große Probleme, die die Menschen momentan umtreiben (wie etwa den Klimawandel, Probleme im Bildungs- und im Gesundheitssystem und den bestehenden Kriegen auf der Welt), noch nicht. Ob und welche Schlüsse die Gesellschaft daraus ziehen wird, ist und bleibt eine spannende Frage.

Für mich hat sich in der Pandemie gezeigt, wie wichtig ein gut funktionierendes Gesundheitssystem ist, das berufsgruppenübergreifend auf Augenhöhe als Team interagieren und ebenso auch mit Patienten kommunizieren sollte. Die Pandemie hat der Bevölkerung auch aufgezeigt, wie wichtig die Gesundheitsberufe für unsere Gesellschaft sind und dass die Wertschätzung von Grundlagenforschung in Pflegewissenschaft und Medizin zukünftig einen höheren Stellenwert haben sollte. Sie hat der Bevölkerung auch erneut transparent gemacht, wie dünn die Personaldecke und die Lohntüten mancher Beschäftigten in den Kliniken sind, die jeden Tag am Krankenbett die Verantwortung für Menschen übernehmen und dort professionelle Arbeit leisten.

Ich habe als Patientin auch erlebt, dass selbst bei gut ausgebildetem Personal immer wieder einfache menschliche Gesten der Zuwendung, Unterstützung oder Anteilnahme (verbal oder auch nonverbal) ausbleiben. Ich meine das nicht als Vorwurf, sondern frage mich, ob angesichts der momentanen Krisen und der Vielzahl an Ereignissen in der Welt „normale Gesten der Menschlichkeit" und eine empathische Wahrnehmungsfähigkeit für das Gegenüber verloren gegangen sind. Letztendlich ist jeder einzelne Mensch nur ein Mini-Licht im gesamten Kosmos und Universum, und jeder ist irgendwann im Laufe seines Lebens auf Hilfe von anderen angewiesen.

Es scheint auch, dass in der Pandemie manche Werte und moralischen Haltungen in unserer Gesellschaft aus dem Ruder gelaufen und ethische Hemmschwellen erheblich gesunken sind. Inwieweit dies mit der Atemlosigkeit der Zeit und den „Empörungsräumen" des Internets zu tun hat, die jedermann mit einer noch so abenteuerlichen Meinung eine Bühne bieten, ist für mich eine offene Frage. Die schlimmsten Erkrankungen unserer Gesellschaft sind meines Erachtens chronische Unzufriedenheit und innere Einsamkeit der Menschen.

Aus der pflegepädagogischen Perspektive beschäftigt mich nach wie vor sehr, ob und wie die Vermittlung spezifischen

Fachwissens gemeinsam mit der Förderung von ethischen, sozialen und empathischen Kompetenzen zielgerichteter in der Aus-, Fort- und Weiterbildung in Pflege, Medizin und psychosozialer Notfallversorgung didaktisch verknüpft und unterrichtet werden könnte. Es ist mir persönlich noch einmal ganz deutlich geworden, wie wichtig es ist, essenzielle Herausforderungen konstruktiv und berufsübergreifend solidarisch mit prospektivem Blick in die Zukunft zu lösen. In meinem Fall ist es eine erfolgreich verlaufende DLTX-OP während einer nie zuvor d gewesenen Pandemie gewesen.

Laut aktuellem Jahresbericht der DSO sind 2021 die Transplantationen in Deutschland um knapp 30 Prozent zurückgegangen. Im vergangenen Jahr benötigten laut Warteliste insgesamt 291 Patienten in Deutschland eine Lungenspende. Insgesamt wurden 2021 hierzulande 283 Lungen transplantiert und somit schwerstkranken Patienten ein Weiterleben ermöglicht. 2020 konnten noch 344 Lungen transplantiert werden. Es ist nicht auszuschließen, dass die Corona-Pandemie bezüglich des Rückgangs bei den Lungentransplantationen eine Rolle spielt. Ich empfinde es als ein Wunder, dass ich im Jahr 2021 eine von 283 Lungenkranken gewesen bin, der in der Corona-Pandemie ein neues Organ, eine „himmlische Lunge“, geschenkt wurde.

Bei meiner Entlassung aus der Klinik wurde mir von meinem behandelnden Oberarzt gesagt, dass ich statistisch gesehen mit der neuen Lunge vielleicht noch etwa fünf bis sieben Jahre Lebenszeit zur Verfügung habe. Das ist viel länger, als es ohne Transplantation der Fall gewesen wäre. Ich halte nicht so sehr viel von Statistiken und quantitativen Forschungszahlen. Mich haben als Pflegewissenschaftlerin eher qualitative Forschungsarbeiten interessiert, die sich mit dem Erleben von verschiedenen Phänomenen beschäftigen. Deshalb bin froh, dass ich auf meinem „Atem beraubenden“ Weg in mein zweites Leben viele transplantierte Patienten kennengelernt habe, die zum Teil schon weit über 20 Jahre mit ihrem Spenderorgan leben.

Ich weiß nicht, wie sich mein Leben nun weiter gestalten wird, wie viel Lebenszeit ich noch zur Verfügung habe und welche Aufgaben zukünftig auf mich warten werden. Es gibt noch so vieles, was mich interessiert, was ich gern lernen und noch erleben würde! Durch die Entscheidung meiner Organspenderin und ihrer Angehörigen habe ich nun dazu die Möglichkeit bekommen.

Eine wichtige Aufgabe ist es für mich, in meinem neuen „Leben 2.0“ weiterzugeben, dass man nicht aufhören darf, an Wunder zu glauben. Man darf an Gott zweifeln und auch über ihn stöhnen und schimpfen. Er hält das aus. Aber man darf die Hoffnung auf ein Wunder nicht aufgeben. Denn sie passieren immer wieder, egal wie aussichtslos die jeweilige Situation im „Körper-Geist-Seele-Mobile“ aus menschlicher Perspektive zu sein scheint. Sicher, nicht alle unsere Wünsche können hier auf der Erde erfüllt werden, und die Endlichkeit des Lebens beginnt bereits im Hier und Jetzt, in diesem Moment. Ob die Wunder nun hier auf Erden oder erst später im Jenseits geschehen werden, bleibt ein Geheimnis.

Deshalb genieße ich mit jeder Zelle meines Körpers jeden einzelnen Atemzug in meinem neuen Leben und freue mich über die Dinge, die mir anvertraut und auch zugemutet werden – immer mit der Hoffnung, dass sich die alte Weisheit bewahrheitet: Der Mensch denkt, aber am Ende lenkt Gott.

Danke

Ein besonderer Dank gilt meinen Herzensmenschen: Annette, Axel, Barbara, Brigitte (Gitte), Christine (2-mal), Corinna, Christoph, Dagmar, Daniela (Dani), Edith, Elke, Fatima, Fiona (Fee), Emily, Hanns-Walter, Heike, Hilke, Ingrid, Ines, Johanna, Jutta, Kerstin, Kristina (Krissi), Laura, Elisabeth (Lilli), Madeline (Lini), Martina (2-mal), Meike, Monika (Moni), Nattthariga (Natti), Paulina, Petra, Rebekka, Sabrina (Bibi), Svetlana, Thomas (2x) und Verena, die mich unterstützt, getröstet, beraten und für mich gebetet haben oder bei denen ich mich einfach nur mal ausquatschen konnte. Aber auch bei allen anderen Menschen, die in Gedanken in der akuten Transplantationszeit mit ihren Gedanken mit mir verbunden waren, möchte ich mich herzlich bedanken.

Mein Dank gilt auch dem interdisziplinären LTX-Team der Uniklinik und der Klinikseelsorge für die professionelle Begleitung und Versorgung vor, während und nach der Transplantation in der besonderen Zeit der Corona-Pandemie.

Für die fachliche und inhaltliche Überarbeitung dieses Buches danke ich an dieser Stelle besonders Annette, beiden Christines, Daniela, Gudrun und Monika. Eure „ungeschminkten", kritischen Anmerkungen und Fragen sind immer eine Bereicherung für mich!

Herzlichen Dank auch dem gesamten Team des adeo-Verlags. Die konstruktive und wertvolle Zusammenarbeit mit Sarah Koller, Renate Hübsch, Dorothee Dengel, Dorothea Gösele und Ilka

Walter war für mich eine Freude! Dank auch an die Siegener Fotografin Nicole Sommer für das nette Fotoshooting.

Ein besonderer Dank gilt dem Beratungszentrum „Hörst du mich!?" vom Caritasverband Siegen-Wittgenstein e. V., dem Team der ambulanten ökumenischen Hospizhilfe Siegen e. V., der Diakonie Wilnsdorf, dem Ev. Hospiz Siegerland, Marienhospiz Siegen, PalliativNetz SIWOL e. V. und dem Pflegekreis Wilnsdorf e. V. für die professionelle Begleitung unseres Familiensystems.

Ein ganz besonderes Dankeschön gilt an dieser Stelle meinen lieben Freundinnen Kirsten und Christine und meiner Schwester Gudrun, die mich (jede auf ihre besondere Weise) sehr kraftvoll in mein neues Leben hineingezogen haben.

Ebenso danke ich von Herzen meinen Eltern, die mir mein erstes Leben schenkten.

Vor allem aber danke ich meinem Mann Michel für seine liebevolle Unterstützung und Geduld – das Einzige, was an mir vielleicht so besonders ist, bist du!

Und natürlich unseren Töchtern allein schon dafür, dass es sie gibt. Ohne euch wäre ich niemals den Weg in den Lichttunnel hineingegangen!

Mein erster und auch letzter GeDANKE an jedem einzelnen Tag und ganz besonders in diesem Buch gilt meiner Organspenderin und ihren Angehörigen.

Anhang

Fallbeispiele für die Verwendung in der Aus-, Fort- und Weiterbildung im Gesundheitswesen

Die folgenden Situationen, die ich als Patientin im deutschen Gesundheitswesen selbst erlebt habe, habe ich in Form von kurzen Fallbeispielen (Narrative) didaktisch aufbereitet. Sie können der Erweiterung empathischer, sozialer, ethischer und fachlicher Kompetenzen im Umgang mit Lungenerkrankten dienen und können exemplarisch diskutiert und besprochen werden. Meine Intention beim Erzählen dieser Beispiele ist dabei nicht, irgendjemanden in irgendeiner Weise destruktiv darzustellen. Vielmehr geht es darum, Lernenden die Möglichkeit zu geben, sich einmal in die Situationen hineinzuversetzen und individuelle Schlußfolgerungen für das eigene Handeln im beruflichen Kontext zu entwickeln. Ich denke, dass ähnliche Erfahrungen so oder so ähnlich in anderen Gesundheitseinrichtungen immer wieder gemacht werden. Es ist mir bewusst, dass, wo immer Menschen miteinander agieren, gelungene, aber auch unglaublich misslungene Situationen entstehen können.

Fallbeispiel 1: Bronchoskopie inklusive Tattoo-Horror

Um differenzialdiagnostisch herauszufinden, um welche Art der Fibrose-Erkrankung es sich bei mir handelt, ist heute eine Bronchoskopie (Lungenspiegelung) in der Uniklinik geplant. Hierbei will man versuchen, ein größeres Gewebestück aus der Lunge zu entnehmen. Das Risiko ist groß, dass eine Lungenhälfte hierbei kollabiert und zusammenschnurrt (Pneumothorax). Da ich momentan noch eine Vitalkapazität von 50 Prozent habe, kann ich mir selbst ausrechnen, wie viel Atemfläche tatsächlich noch übrig bleibt, wenn eine Lungenhälfte ausfällt. Der aufklärende Oberarzt informiert mich darüber, dass ich dabei eine Pleuradrainage erhalten (ein Drainageschlauch im Pleuraspalt zur Ableitung von Luft oder Flüssigkeiten) und im schlimmsten Fall an die Beatmungsmaschine angeschlossen werden würde. Die innere Intensivkrankenschwester in mir ist wieder einmal maximal „in action", und die vielen kleinen Gedankenäffchen toben in meinen Kopf herum. Wird die Untersuchung komplikationsfrei ohne Pneumothorax (Luft im Pleuraspalt = lebensbedrohliche Situation) und starke Blutungen gelingen? Wird der durchführende Oberarzt spüren, wann bei mir das Nutzen-Risiko-Gefälle während der Bronchoskopie kippt und ggf. die Punktion sein lassen? Ich weiß, dass es ungefähr 150 verschiedene Fibrose-Formen gibt und bislang nur zwei Medikamente, die jedoch nur bedingt effektiv gegen diese Erkrankung einsetzbar sind und nicht ursächlich wirken. Welche therapeutische Konsequenz hat eigentlich diese Untersuchung, wenn man lediglich den Namen der Fibrose weiß, an der ich offensichtlich erkrankt bin? Alle diese Gedanken gehen mir durch den Kopf, als ich im Bett durch die langen Klinikgänge zur Fachabteilung geschoben werde.

Eine junge Frau begrüßt mich freundlich und bringt mich in den Untersuchungsraum. Sie ist Auszubildende zur Operationstechnischen Assistentin im zweiten Lehrjahr und informiert mich kurz darüber, dass ich noch etwas warten muss und ihr erfahrener Kollege die Begleitung während der Bronchoskopie übernehmen wird.

Ich nutze die Wartezeit, schließe die Augen, um mich innerlich nach meinem „Himmelsarchitekten" auszurichten. Ich bete ein bisschen und lege wieder einmal vertrauensvoll meine gesamte Situation in seine Hände und werde ganz ruhig.

Hinter dem Kopfende des Bettes wird die Tür geöffnet, allerdings kann ich nicht sehen, wer den Raum betritt. Eine warme, sympathische Stimme sagt zu mir: „Ich bin Pfleger David und werde Sie während der Untersuchung betreuen. Ich schließe Sie nun erst mal an alle Geräte an, aber das kennen Sie ja schon!"

Ich mache die Augen auf, um das Routinehandling an mir zu beobachten. Ich habe einfach immer wieder die Fachbrille auf und kann nicht anders, als meinen Kollegen bei ihrer Arbeit zuzuschauen und „gegenzuchecken", ob alle Vorbereitungen korrekt laufen.

Plötzlich sehe ich zwei Unterarme, die vollständig mit schwarzen Teufelsfratzen tätowiert sind. Der Pfleger steht am Kopfende des Bettes und klebt mir die Monitorelektroden auf den Oberkörper. Da sich aufgrund von Artefakten (Bildstörungen) kein gutes Monitorbild ableiten lässt, verweilen diese Arme längere Zeit vor mir, sodass ich diese Furcht ein flößenden und abstoßenden Bilder ganz nah und im Detail ansehen kann.

Aufgrund meines Berufes habe ich gelernt, Menschen nicht auf ihr Äußeres zu reduzieren und danach zu bewerten. Sehr oft habe ich erlebt, dass sich manchmal hinter der äußeren Fassade einer Person ein völlig entgegengesetzter Charakter verbergen kann. Dennoch wird mir bei dem Anblick dieser düsteren Tattoos etwas komisch im Bauch.

Als ein Sinusrhythmus im EKG zu erkennen ist, steht David neben meinem Bett. Ich sehe nun zum ersten Mal sein Gesicht. Und ich kann erkennen, dass er überall am Körper finstere Tattoos hat. Bis zum Kinn ist seine Haut mit dunklen Kreaturen,

Fratzen und Skeletten bemalt. Seine überaus angenehm warme Stimme steht für mich in diametralem Kontrast zu diesen Furcht einflößenden Tattoobildern. Vielleicht ist ja hinter diesen schrecklichen Bildern tatsächlich ein hochsensibler Mensch versteckt?

Trotz dieser Gedanken bemerke ich, wie in mir langsam eine zunehmende Übelkeit aufsteigt. Als der Pfleger nun mit dem Rücken direkt vor mir steht, um die Monitorgrenzen einzustellen, glotzt mich von seinem Nacken ein Totenkopf an. Ich würde eigentlich von mir behaupten, dass mich in Bezug auf äußere Erscheinungsbilder so schnell nichts aus der Fassung bringen kann, da ich beruflich bedingt schon so einiges gesehen und erlebt habe. Aber in dieser besonderen Situation ist es um meine innere Stärke und Fassung geschehen. Meine innere Ruhe ist nun komplett verschwunden, und mir ist nur noch übel.

Wie mag es wohl anderen Patienten innerlich ergehen, die sich ungeschützt solche Tattoos ansehen müssen? Ich denke beispielsweise an Demenzkranke, Psychiatrie-Patienten mit Angststörungen oder Kinder. Als David kurz den Untersuchungsraum verlässt, schaut die Auszubildende noch einmal kurz bei mir vorbei. Sie nimmt wahr, dass mir übel ist und ich Tränen in den Augen habe. Sie wendet sich mir zu und fragt mich, ob sie mir irgendwie helfen kann. Da ich das Gefühl habe, gleich erbrechen zu müssen, begleitet sie mich zur Toilette. Auf dem Weg dorthin fragt sie mich, was passiert ist. Ob ich aufgeregt bin oder etwas nicht vertragen habe? Ich erwidere, dass ich den Eindruck habe, dass die Horror-Tattoos bei mir die Übelkeit ausgelöst und mich aus der inneren Balance gebracht haben!

„Da sind Sie nicht die Einzige, das haben auch andere Patienten schon so geäußert!“, sagt die junge Frau und begleitet mich zurück zum Untersuchungsraum. Sie ist während der

Bronchoskopie-Untersuchung an meiner Seite geblieben. David habe ich an diesem Tag nicht mehr gesehen.

Fallbeispiel 2: Atemgeräusche mit Patientenohren gehört

Der Professor fragt mich, ob ich damit einverstanden bin, dass zwei Medizinstudenten der Station noch einmal bei mir die typischen Atemgeräusche meiner Lungenfibrose abhören dürfen. Ich stimme zu. Kurze Zeit später stehen die beiden angehenden Ärzte an meinem Bett. Exakt nach Lehrbuch hören sie an den spezifischen Auskultationspunkten des Thorax meine Lunge ab.

Als sie mit der Untersuchung fertig sind, frage ich sie, was sie denn genau akustisch wahrgenommen haben. Sie berichten, dass sich meine Lungengeräusche anhören wie das Aufreißen eines Klettverschlusses. Daraufhin erwidere ich: „Das Geräusch ist für Sie vielleicht interessant anzuhören. Ich denke aber, dass ebenso interessant wie die medizinische Auskultation der Lunge die subjektive Erlebensdimension der Patienten ist!" Ich schaue die beiden angehenden Ärzte an und frage: „Haben Sie sich eigentlich schon mal gefragt, welche Anteile dieser Atemgeräusche die Patienten selbst wahrnehmen und hören und welche Auswirkungen das ständige Knisterrasseln eigentlich für den Patienten hat?" (Vgl. dazu vorn S. 63.)

Die beiden zucken mit den Schultern und schauen mich groß an. Sie möchten wissen, wie ich die Atemgeräusche subjektiv wahrnehme. Ich beschreibe ihnen mein Erleben: „Der Brustkörper ist ja quasi wie ein Resonanzkörper einer Gitarre oder eines Kontrabasses. Ich höre dieses Atemgeräusch permanent jeden Tag und jede Nacht, quasi rund um die Uhr. Die Atemgeräusche sind besonders belastend, wenn es ganz still ist. Sie können einen wahnsinnig machen und lassen mich manchmal nachts nicht zur Ruhe kommen oder wecken mich sogar im Schlaf auf!

Wissen Sie, was man den betroffenen Patienten als Heilmittel gegen innere Thoraxgeräusche empfehlen kann?"

Die jungen Männer schütteln den Kopf.

„Es gibt eine besonders wirksame Medizin gegen intrathorakale Atemgeräusche. Wenn man es nicht mehr mit anhören und ertragen kann, dann hilft mir persönlich sofort meine Lieblingsmusik, die ich in voller Lautstärke aufdrehe und superlaut durch das ganze Haus schallen lasse!"

Die beiden Studenten grinsen und meinen, dass sie darüber noch nie nachgedacht haben und dass sie es eigentlich wichtig finden, mehr über die subjektiven Erlebnisdimensionen von Patienten auch im Medizinstudium zu erfahren. Es entwickelt sich zwischen uns ein interessantes Gespräch über Sinn und Unsinn von Studieninhalten in Medizin-und Pflegestudiengängen. Dass es seit den 90er-Jahren Pflegestudiengänge in Deutschland gibt, hatten sie schon einmal gehört. Dass sich die Pflegewissenschaft mit Erlebnisdimensionen von Kranken und deren spezifischen Phänomenen in qualitativen Studien seit Jahren auseinandersetzt, war ihnen bislang neu.

Fallbeispiel 3: Subkutane Kommunikation in der Hautarztpraxisin

Heute habe ich einen Termin bei meiner Hautärztin vereinbart. Sie soll meinen Körper auf maligne (bösartige) Hautveränderungen checken, damit ich bei Eurotransplant aktiv für die Lungentransplantation gelistet werden kann. Vorab habe ich mich telefonisch erkundigt, ob es im Ärztehaus einen funktionstüchtigen Aufzug gibt, weil das Treppensteigen mit FFP2-Maske für mich nicht mehr möglich ist. Mit der Sprechstundenhilfe habe ich ebenso im Vorhinein vereinbart, dass ich mich aufgrund von Corona und der geplanten Lungentransplantation nicht im

Wartezimmer mit anderen Patienten aufhalten, sondern mich direkt in einen separaten Untersuchungsraum begeben kann.

Als ich in der Praxis ankomme, läuft alles wie besprochen nach Plan. Alles geht bei mir jetzt sehr langsam, da das An- und Ausziehen mit einer FFP2-Maske sehr anstrengend ist und ich dadurch sehr schnell massive Atemnot habe. Als die Hautärztin das Untersuchungszimmer betritt, stehe ich bereits komplett ausgezogen im „Evakostüm" vor ihr.

Sie ist in Eile und untersucht zügig meinen Körper auf Muttermale und Hautveränderungen. Sie weiß um meine PPFE-Diagnose und warum ich als Risikopatientin in Coronazeiten in ihre Praxis kommen muss. Während der Untersuchung fragt sie mich: „Wann genau ist denn die Lungentransplantation bei Ihnen geplant?" Ich schaue sie fragend an und antworte schließlich: „Wissen Sie, bislang gibt es noch keinen Transplantationstermin. Ich werde von Eurotransplant angerufen, wenn ein Spenderorgan da ist. Und die Chance, in der Pandemie transplantiert werden zu können, ist ja quasi wie ein Sechser im Lotto!" „Hmmm …" meint die Ärztin und untersucht mich zügig weiter. Nachdem sie meine Zehenzwischenräume inspiziert hat, soll ich mich wieder anziehen. Wir einigen uns, dass sie noch kurz meinen Befund diktieren wird, damit ich ihren Untersuchungsbericht heute an die behandelnden Ärzte der Uniklinik weiterleiten kann.

Das Anziehen mit Mundschutz erschöpft mich zusehends, und ich habe mittlerweile Orthopnoe (stärkste Atemnot). Als ich gerade fertig angezogen bin, öffnet sich die Tür des Untersuchungszimmers erneut und die Ärztin erscheint. Sie sagt: „Wir haben die Schamlippen vergessen! Aber vielleicht können Sie das auch zu Hause selbst machen."

Ich kann erneut kaum glauben, was ich höre, und erwidere: „Ich bin doch hier, damit *Sie* das als Fachärztin beurteilen!"

Ich kann kaum noch sprechen vor Atemlosigkeit. Erneut muss ich mich ausziehen. Als sie mit ihrer ärztlichen Inspizierung fertig ist, verabschiedet sie sich mit den Worten von mir: „Gute Besserung, Frau Jerusel, bleiben Sie gesund!" In Anbetracht meiner infausten Prognose und des fortgeschrittenen Krankheitsverlaufs der Fibrose frage ich mich, ob sie diese verbale Floskel wirklich ernst meint. „Das wünsche ich Ihnen auch!", erwidere ich deshalb mit meiner verbleibenden Restluft.

Fallbeispiel 4: Arme reiche Frau

Aufgrund meiner fortschreitenden Lungenfibrose wird von der Krankenkasse eine Reha am Meer bewilligt. In der Rehabilitationsklinik werde ich wie alle anderen Patienten zu Beginn der Kurmaßnahme ärztlich untersucht. In der eingereihten Warteschlange der Patienten auf dem Flur nehme ich schnell wahr, dass der Reha-Arzt pro Patient etwa 15 Minuten Zeit hat, um einen effizienten Therapieplan für die kommenden drei Wochen festzulegen. Als ich an der Reihe bin und der zuständige Oberarzt meine Lungenwerte und Befunde anschaut, äußert er beim Lesen der Befunde: „Oh, Sie sind ja eine richtig arme Frau!" Ich atme kurz tief durch, soweit mir dies aufgrund der Lungenfibrose noch möglich ist, sortiere mich kurz gedanklich und antworte: „Das würde ich jetzt nicht so sehen. Ich bin eine der reichsten Frauen auf der ganzen Welt!" Ich mache eine kurze Gesprächspause und füge dann meine Begründung an: „Weil ich alle Dinge besitze, die man mit keinem Geld der Welt kaufen kann!" Der Arzt schaut in diesem Moment von den Formularen hoch, und ich habe den Eindruck, er sieht mich endlich als „Mensch auf Augenhöhe" an. „So habe ich das nicht gemeint", antwortet er (offensichtlich beschämt).

Fallbeispiel 5: Noch „tougher werden" mit Atemnot

Bei meinem letzten stationären Aufenthalt in der Uniklinik auf der pulmologischen Station war ich in der Endphase der Fibrose-Erkrankung. Ich hatte in dieser Zeit täglich etwa zehn starke Hustenanfälle mit existenziellen Atemnotattacken. Im Aufnahmegespräch hatte ich dies meiner zuständigen Pflegekraft mitgeteilt. Ebenso hatten wir besprochen, was für mich in einer solch akuten Situation hilfreich ist, dass ich aufgrund der damit einhergehenden hypoxischen Synkopen (Verlust des Bewusstseins bedingt durch Sauerstoffmangel) ungern allein bin und die Notfallkette deshalb nicht ausgelöst werden müsse.

Wir vereinbaren, dass ich mich per Klingel melde, wenn ich das Gefühl habe, Unterstützung zu benötigen. Bei meiner ersten Husten-Atemnot-Attacke auf der Station wird dennoch die diensthabende Ärztin gerufen. Sie bleibt ganz ruhig neben meinem Bett stehen, nimmt meine Hand und beobachtet, wie die Sauerstoffsättigung langsam nach dem Hustenflash wieder ansteigt. Schnell erhole ich mich in Anwesenheit des Fachpersonals, ohne dass ein ärztliches Eingreifen notwendig wird.

Als ich wieder ansprechbar bin, schaut mich die Ärztin eindringlich an. Ich habe den Eindruck, dass sie tiefer sehen kann und dass sie bei mir meine schwindende Hoffnung auf ein Weiterleben wahrgenommen hat. Sie zeigt mir ihr Brustbein, und ich kann anhand der Narbe erkennen, dass sie selbst einmal eine große Herzoperation mit Sternotomie (chirurgische Durchtrennung des Brustbeins in der Längsachse) durchgestanden hat. Sie fragt mich: „Sie wissen, was das ist?“ Ich nicke.

Sie sagt: „Geben Sie Ihre Hoffnung nicht auf! Sie schaffen das auch!“ Ich atme tief ein, soweit es mir noch möglich ist. Wir besprechen danach erneut, dass die Atemnotattacken mittlerweile zu meinem Alltagsleben gehören und ich gelernt habe, damit umzugehen. Und dass ich lediglich eine Pflegefachkraft benötige, die die Sauerstoffzufuhr hochdreht, mich in Bezug auf Sturzprophylaxe beobachtet und darauf achtet, dass die O_2-Brille richtig sitzt, weil diese manchmal durch die starken Hustenanfälle verrutscht.

Als ich am selben Abend (Freitag) eine weitere Atemnot-Attacke während der Dienstübergabe habe, wird erneut der Dienstarzt gerufen. Diesmal ist es ein anderer Arzt.

Als er im Patientenzimmer ankommt, ist der Hustenanfall bereits am Abklingen, und ich bin gerade damit beschäftigt, meine Sauerstoffsättigung langsam wieder „hochzuatmen". Ich kenne ja diese Situationen mittlerweile und bin innerlich trotz allem ganz ruhig und gefasst.

Der hinzugerufene Arzt ist jedoch überhaupt nicht entspannt und möchte umgehend eine Blutgasanalyse (BGA) in der Arterie an meinem Handgelenk abnehmen. Hektisch tastet er immer wieder vergeblich nach meinem Radialis-Puls. Ich sage ihm nach Atem ringend, dass er die Blutgase in dieser Situation viel leichter an meinem Ohrläppchen kapillar abnehmen kann.

Schließlich lässt er sich darauf ein und besorgt sich alle benötigten Utensilien zum Abnehmen der Blutgase. Schon bei seinem zaghaften Lanzetteneinstich in mein Ohrläppchen spüre ich, dass er kapilläre Blutgase noch nicht allzu oft abgenommen hat. Verkrampft und hektisch drückt er permanent an meinem Ohrläppchen herum und wundert sich, warum mein Blut so zögerlich läuft. Er ärgert sich über den Schlauch der Sauerstoffbrille am Ohr und meine Haare, die ihm bei der Blutabnahme im Weg sind.

Da ich in meiner beruflichen Vergangenheit täglich kapillare BGAs bei Patienten abgenommen habe, bin ich hin- und hergerissen, ob ich ihm trotz meiner Atemnot ein paar hilfreiche

Tipps zur Blutentnahme mit der filigranen Microvette geben soll. Wenn man mit der Lanzette ausreichend tief in den mittleren Bereich des Ohrläppchen einsticht, fließt bei mir das Kapillarblut von ganz allein, sodass die Werte später aussagekräftig sind und auch diagnostisch verwendet werden können.

Ich erteile der Pädagogin in mir einen „Schweigefuchs" und entscheide mich, lieber still zu sein. Ich konzentriere mich auf eine ruhige, effiziente Atmung, weil ich merke, wie genervt und fahrig der Arzt in dieser Situation ist. Außerdem weiß ich ja, dass sich die Atemsituation bei mir gleich wieder entspannen wird. Als er endlich eine winzig kleine Menge Blut im Röhrchen hat, verlässt er das Patientenzimmer Richtung Labor.

Kurz danach steht er erneut vor mir und meint: „Die Blutwerte kann man leider nicht verwerten, weil bei Ihnen das Blut so schlecht lief und ich zu wenig in das Gerät eingeben konnte. Aber der Sauerstoffwert ist für Ihre Erkrankung so okay!"

Als er dies zu mir sagt, zeigt der Pulsoxymeter einen Wert von 69 Prozent an und ich habe immer noch eine Pulsfrequenz von 135. Zu dieser Zeit der Erkrankung betrug die Vitalkapazität meiner Lunge noch etwa 22 Prozent. Dann fügt er hinzu: „Frau Jerusel, ohne Ihnen zu nahe treten zu wollen, aber ich denke, Sie sollten zukünftig ein bisschen ‚tougher' mit Ihrer Atemnot umgehen!"

Da ich noch zu wenig Luft habe, um sprechen und ihm eine entsprechende Antwort geben zu können, bin ich froh, dass er nicht hören kann, was ich denke!

Ein Jahr später treffe ich ihn in der Uniklinik bei einer Untersuchung wieder und spreche ihn auf die oben geschilderte Situation an. Er kann sich noch genau an seinen Wochenenddienst und an die Situation mit mir erinnern. Es ist ein konstruktives Gespräch.

Fallbeispiel 6: Mikrokosmos Nachtschrank

Einen Tag vor der Lungentransplantation hatte ich einen Erbseneintopf gekocht, der mir nun postoperativ abdominal (den Bauchraum betreffend) sehr zu schaffen macht. Ich bin immer noch beatmet, habe starke Bauchschmerzen und merke, dass das gelegte Darmrohr nicht richtig funktioniert und nicht durchgängig ist. Ich befürchte, dass alles ins Bett läuft.

Mit den Augen suche ich nach der Patientenklingel. Jemand hat sie an meiner Nachttischschublade fixiert. Er steht jedoch so weit von meinem Bett entfernt, dass ich die Klingel mit dem linken Arm nicht erreichen kann. Über die Trachealkanüle beatmet, mit mehreren zentralen Zugängen, Thorax-Drainagen und anderen Schläuchen bespickt, versuche ich fast eineinhalb Stunden lang vorsichtig mit der linken Hand an die Patientenklingel zu kommen, da ich mich nicht allein drehen kann. Trotz aller Anstrengung gelingt es mir nicht, die Schelle zu erreichen, weil ich einfach noch zu schwach bin, meine Arme anzuheben und schon gar nicht Mikrobewegungen gezielt durchzuführen.

Jedes Mal, wenn ich Schritte auf dem Flur höre, habe ich die Hoffnung, dass jemand zu mir ins Zimmer kommt und meine missliche Lage entdeckt. Aber es kommt niemand! Selbst meinen Bettnachbarn, der ebenfalls nach seiner LTX-OP noch beatmet wird, kann ich verbal nicht um Hilfe bitten. Ich weiß, dass er zwei Wochen vor mir operiert wurde und auch schon die Patientenklingel bedienen kann. Als ich es vor Schmerzen nicht mehr aushalte, entferne ich in meiner Not ganz behutsam die EKG-Elektroden von meinem Oberkörper, um einen Monitoralarm auszulösen, damit jemand kommt, um mir in dieser Situation zu helfen.

Als die zuständige Pflegekraft das Zimmer betritt, fokussiert sie mit ihren Augen nur den Monitor. Sie blickt nicht in mein

Gesicht und raunzt mich an, warum ich einfach die Elektroden entfernt habe. Sie weiß anscheinend nicht, dass ich „vom Fach" bin. Als ich sie gestikulierend um Stift und Papier bitte, sagt sie: „Bemühen Sie sich nicht, mir etwas zu sagen! Ich kann sowieso nicht von den Lippen ablesen!" Sie klebt mir neue Elektroden auf den Brustkorb und geht wieder aus dem Zimmer, ohne weiter meinem Problem nachgegangen oder einmal unter meine Bettdecke geschaut zu haben. Ich bin verzweifelt und versuche trotz der peinlichen Not meine Bauchdecke zu entspannen. Auf natürliche Weise löst sich mein Problem irgendwann. Fast zwei weitere Stunden liege ich in meinen eigenen Fäkalien, bis ich endlich eine andere Fachkraft auf das Malheur aufmerksam machen kann. Die o. g. Zeitangaben sind exakt, da ich von meinem Bett einen direkten Blick auf die Uhr im Patientenzimmer habe.

Fallbeispiel 7: Pandemie-Psycho

Als ich nach der Lungentransplantation auf der Intensivstation von der Beatmungsmaschine schrittweise entwöhnt werde (ich bin inzwischen kognitiv wieder komplett orientiert, aber noch tracheotomiert), kommt eines Mittags während des Schichtwechsels des Pflegepersonals eine männliche Person außerhalb meines Gesichtsfeldes seitlich an mein Bett. Da ich lediglich seine Stimme wahrnehmen und ein Stück seiner blauen OP-Hose sehen kann, weiß ich nicht, ob der Mann ein Arzt, Pfleger oder vielleicht jemand vom Personal des Reinigungsdienstes ist. Aufgrund des Tracheostomas kann ich ja nicht sprechen und ihn nicht nach seinem Namen und seinem Zuständigkeitsbereich fragen. Er stellt sich auch nicht vor, sondern beugt sich (seitlich von links hinten) zu mir hinunter und säuselt mir süffisant in mein linkes Ohr: „Na, du kleines bedauernswertes Ar… loch!" Ich kann kaum glauben, was ich da gehört habe, und bin entsetzt! Ich versuche meinen Kopf trotz des Katheters auf der linken Halsseite und der ganzen anderen Schlauchsysteme zu der Person zu drehen, um ihm (zumindest) in die Augen zu schauen und ihm nonverbal zu signalisieren, dass ich sein Gesicht gesehen und seine „Botschaft" gehört habe. Aber er hat sich schon wieder von mir abgewendet und geht aus dem Intensivpflegezimmer. Ich bin jetzt doppelt sprachlos und geschockt! Den Klang seiner unangenehmen und fiesen Stimme habe ich immer noch in den Ohren und habe sie auch immer wieder auf dem Flur gehört. Während der gesamten nachfolgenden Zeit auf der Intensivstation bin ich in Sorge, dass dieser Mensch für mich zuständig und verantwortlich sein könnte und ich ihm dann schutzlos ausgeliefert bin. Ich notiere diesen Dialog in meinem Tagebuch, weil ich noch nicht weiß, wie ich damit in der Zukunft umgehen werde.

Fallbeispiel 8: FFP2-Maske ist ein Privatvergnügen

Als ich in der Rehaklinik einchecke, werde ich freundlich begrüßt und bekomme als neu transplantierte DLTX-Patientin (nach 12 Wochen Aufenthalt auf der Intensivstation) exakt sieben OP-Mundschutze für eine Woche Rehaaufenthalt ausgehändigt. Da ich über die unterschiedlichen Funktionen und Qualitätsmerkmale von Schutzmasken informiert bin, frage ich das Fachpersonal, ob es für mich als neu transplantierte Patientin möglich ist, zum Eigen- und Fremdschutz FFP2-Masken zu erhalten. Ich bekomme zur Antwort, dass man diesen Wunsch zunächst ärztlich abklären müsse. Später erfahre ich vom verantwortlichen Oberarzt, dass FFP2-Masken ein „Privatvergnügen" für Lungentransplantierte sind und man sich diese im Ort selbst besorgen oder von zu Hause schicken lassen müsse.

Bei der Visite nehme ich wahr, dass das Pflegepersonal und die Stationsärztin ebenfalls wie die Patienten lediglich OP-Masken benutzen. Der Oberarzt trägt eine FFP2-Maske. In der Zeit der Reha-Maßnahme sind die Inzidenzwerte im dortigen Bundesland so hoch wie in keinem anderen.

Fallbeispiel 9: Es geht doch auch ohne Covid-Impfung

Eine Intensivpflegekraft hat mir erzählt, dass sie einige Wochen gemeinsam mit ihrem Team um das Leben eines ungeimpften jungen Covid-Patienten gekämpft hat. Obwohl sie selbst zwei kleine Kinder hat, arbeitete sie auf der Covid-Intensivstation weiter und setzte sich dadurch täglich dem Infektionsrisiko aus. Als der Patient endlich nach seiner Langzeitbeatmungsphase extubiert werden und wieder sprechen konnte, sagte er zu ihr: „Sehen Sie, es geht doch auch ohne Covid-Impfung!"

Fallbeispiel 10: Tumor-Screening in der Hautklinik

In halbjährlichen Zeitabständen muss ich nach der Lungentransplantation zum Dermatologen. Da ich aufgrund der Immunsuppressiva ein erhöhtes Tumorrisiko habe, suche ich diesmal zur Nachsorge eine dermatologische Poliklinik auf. Zum vereinbarten Termin frage ich am Patientenempfang, ob ich aufgrund meiner erniedrigten Leukozytenwerte (weiße Blutkörperchen) in einem abgeschirmten Bereich jenseits der vielen Menschen warten kann. Freundlich weist man mir einen wenig genutzten Untersuchungsraum zu und versichert, dass ich demnächst behandelt werde.

Nach etwa zwei Stunden erkundigt sich die Sprechstundenhilfe bei mir, ob denn inzwischen ein Arzt bei mir gewesen sei. Ich verneine dies, und sie versichert mir erneut, dem ärztlichen Dienst die Info weiterzugeben, dass ich einen Termin habe, der nun schon um Stunden überschritten ist. Ich bin geduldig und habe Verständnis bezüglich der hohen Covid-Arbeitsdichte in der Klinik. Ich habe es inzwischen gelernt, lange warten zu können, ohne dass mich dies emotional allzu sehr belastet. Wann immer ich in großen Kliniken einen Termin habe, bin ich gut „ausgerüstet". Ich nehme mir ausreichend zu trinken und Obst mit und habe auch immer etwas zu lesen dabei oder erledige auf meinem Tablet anstehende Korrespondenz.

Es vergehen zwei weitere Stunden, bis erneut die Sprechstundenhilfe nach mir schaut. Erneut verspricht sie, den Dermatologen daran zu erinnern, dass ich immer noch auf ihn warte. Nach weiteren 60 Minuten beschließe ich unverrichteter Dinge nach Hause zu fahren. Als ich der Sprechstundenhilfe mitteile, dass ich einfach nicht mehr sitzen kann, sichert sie mir zu, dass ich nun tatsächlich gleich drankomme. Ich warte weitere 45 Minuten, bis eine junge Assistenzärztin erscheint.

Sie fragt mich, warum ich in diesem Nebenraum sitze. Ich erkläre ihr, dass ich lungentransplantiert bin, nur wenig Leukozyten habe und deshalb abgesondert von den anderen Patienten warte. Sie gibt mir zu verstehen, dass ich mich für die Untersuchung bitte (bis auf die Unterhose) entkleiden soll. Als ich ausgezogen bin, fällt ihr plötzlich auf, dass sie das Auflichtmikroskop (Instrument für die genauere Untersuchung der Haut, um einzelne, tiefer liegende Hautschichten genauer beurteilen zu können) nicht dabeihat. Ich ziehe mir meine Winterjacke über und warte weitere 15 Minuten entkleidet in dem kalten Raum auf die Ärztin. Als sie endlich den Untersuchungsraum betritt, bemerkt sie, dass die Batterie des Auflichtmikroskops leer ist. Es folgen nun weitere 20 Minuten Wartezeit. Bevor sie endlich mit der Screening-Untersuchung beginnt, soll ich beide Arme über meinen Kopf heben, damit sie meine Haut besser inspizieren kann. Als die Ärztin meine langen Narben im linken und rechten Thoraxbereich ansieht, fragt sie mich, von welcher Operation ich diese denn zurückbehalten habe?

Ich kratze meine Restgeduld zusammen und erkläre ihr ein zweites Mal, dass ich vor einem halben Jahr eine LTX-OP hatte. Sie schaut mich an und fragt mich: „War das eine einseitige oder beidseitige Lungentransplantation?“ Bemüht, ruhig zu bleiben, stelle ich ihr eine Gegenfrage: „Was denken Sie denn wohl, warum die chirurgischen Schnitte auf beiden Seiten des Brustkorbs angesetzt wurden?“ Der Rest der Untersuchung verläuft ohne weiteren Dialog, sodass ich nach 15 Untersuchungsminuten die Poliklinik endlich verlassen kann.

Mögliche Aufgabenstellungen für die Fallbeispiele

Die nachfolgende Aufgabenstellung bietet die Möglichkeit, empathische, ethische und soziale Kompetenzen im Rahmen der kritisch-konstruktiven Didaktik nach Karin Wittneben zu erweitern. Hierbei können gesellschaftswissenschaftliche Perspektiven mit einfließen.

Um den ersten Eindruck der Lernenden festzuhalten, wird empfohlen, die folgenden drei Sätze (schriftlich) zu vervollständigen:

1. Ich lese …
2. Ich denke …
3. Ich frage mich …

Im Anschluss daran können die einzelnen Sätze im Plenum vorgetragen werden. Da Empfindungen immer subjektiv sind, werden diese von der Gesamtgruppe nicht kommentiert und somit auch nicht als richtig oder falsch bewertet.

Alternative Aufgabenstellung (nach Kaiser/Künzel)

Eine andere Herangehensweise kann die Methode der reflektierenden Fallstudie in *fünf Schritten* nach Kaiser/Künzel sein.

- Gehen Sie davon aus, dass dieser Fall tatsächlich erlebt wurde, und bearbeiten Sie bitte den Fall anhand des von Kaiser/Künzel beschriebenen Verfahrens
- Beginnen Sie die Bearbeitung also mit der Auswahl eines Rasters, das Ihnen für die Interpretation geeignet erscheint. Als Raster können Modelle, Theorien, Pflegestandards, Checklisten, Leitfäden dienen (z. B. Trauer- und Sterbephasen nach Elisabeth Kübler-Ross, 4-Ohren-Modell nach Schulz von Thun, Schlüsselfragen der Konfliktanalyse nach Herman Gieseke, AEDL-Modell nach Prof. Monika Krohwinkel o. Ä.).
- Ordnen Sie sodann die Fallgeschichte neu nach den Kategorien bzw. Schlüsselkonzepten des Rasters. Nehmen Sie diesen Schritt (unbedingt) schriftlich vor. Halten Sie dabei auch die Anteile der Fallgeschichte fest, die sich nicht den Kategorien bzw. Schlüsselkonzepten des ausgewählten Rasters zuordnen lassen.
- Untersuchen Sie das im Fall geschilderte (Pflege-)Handeln auf gelungene Umsetzungen sowie auf Fehler und Ausnahmesituationen. Machen Sie sich dazu zunächst die normativen Aussagen des von Ihnen gewählten Rasters bewusst.
- Spielen Sie durch, wie sich die jeweiligen Akteure des Fallbeispiels hätten anders verhalten können und/oder legen Sie ein anderes Raster auf die Fallgeschichte an.
- Halten Sie fest, welche Konsequenzen Sie aus dem Lernprozess an diesem Fallbeispiel für sich selbst ziehen.

Glossar

Alveole: Lungenbläschen
Alveolitis: Entzündung der Lungenbläschen/Alveolen
Aspergillen: Schimmelpilze
Autogene Drainage: Atemtechnik, bei der man ganz langsam (mit kombinierter Bauch- und Brustatmung) tief durch die Nase einatmet und die Luft dann drei bis fünf Sekunden anhält. Danach atmet man langsam und möglichst lange aus. Durch diese vertiefte, konzentrierte Atmung ist es gezielt möglich, mit weniger Kraftaufwand das Trachealsekret aus den kleinen Bronchien in die größeren Bronchienäste Richtung Hauptbronchus hochzudrücken und hochzuatmen, um effektiver abhusten zu können.
Bronchoskopie: Lungenspiegelung
Covid-19: Corona virus disease 2019
Dekubitus: Druckliegegeschwür
Dyspnoe: Atemnot
ECMO: engl.: Extra Corporale Membran Oxygenation/Extrakorporale Membranoxygenierung//Herz-Lungen-Maschine
ECP: extrakorporale Photopherese; eine Therapiemöglichkeit bei Abstoßungsreaktionen nach Transplantation durch UV-Bestrahlung des Blutes, wobei das Blut aus dem Körper über einen großlumigen Katheder herausgeleitet, bestrahlt und danach dem Körper wieder zugeführt wird („Blutwäsche"). Ziel der Therapie ist die Abtötung der Lymphozyten.
Endotracheales Absaugen: Durch die Öffnung der Trachealkanüle wird ein Kunststoffkatheter in den Beatmungsschlauch eingeführt, um aus der Trachea (Luftröhre) das Bronchialsekret zu entfernen.
Exazerbation: deutliche Verschlechterung einer schon bestehenden Grunderkrankung z. B. durch zusätzliche Infekte
FEV1-Wert: engl.: Forced Expiratory Pressure in 1 Second; ist die Einse-

kundenkapazität, also die größtmögliche Menge an Luft, die innerhalb von 1 Sekunde forciert ausgeatmet werden kann und bei jedem Menschen individuell ist.

Fibrose: Fibrosierende Lungenerkrankungen sind ein Sammelbegriff für eine Vielzahl unterschiedlicher Krankheitsbilder. Eine Gemeinsamkeit besteht darin, dass es bei diesen Erkrankungen zu einem Umbau des Lungengerüsts (Interstitiums) kommt. Das Wort „Interstitium" heißt so viel wie „Zwischenraum". Bezogen auf das Organ der Lunge ist damit das Binde- und Stützgewebe gemeint.

Hämatom: Bluterguss

Huffing: Hustenttechnik zum schonenden Herausbefördern von Atemwegsekret an den Bronchien, wobei ganz vorsichtig am vorhandenen Atemwegsekret „vorbei" geatmet wird, um danach ganz fest (mit weit geöffnetem Mund) mit der aktiven Kraft aller Atemmuskeln (Zwerchfell-, Brust- und Bauchmuskeln) auszuhauchen, ohne dabei zu husten.

Idiopathisch: ohne erkennbare Ursache

Immunsuppression: medikamentöse Unterdrückung der körpereigenen Immunabwehr

Infauste Prognose: Erkrankungen/Krankheitsstadien mit infauster Prognose sind meist nicht mehr kausal zu therapieren und verlaufen in der Regel letal (tödlich).

Intermediate Care (IMC): Zwischenpflege, eine Überwachungstation, wo eine intensive Überwachungsherapie erfolgt

Interstitiell: in den Zwischenräumen liegend (z. B. von Gewebe; hier Lungengewebe)

ISHLT: Internationale Gesellschaft für Herz-und Lungentransplantation

Kinästhetik: Hinter dem Begriff der „Kinästhetik" verbirgt sich ein Handlungskonzept, mit dem die Bewegungsabläufe von Patienten schonend unterstützt werden, ohne sie beispielsweise komplett heben, ruckartig tragen oder schmerzhaft ziehen zu müssen. Dieses Konzept hält einfache Handgriffe und Techniken bereit, mit denen die eigenständigen Bewegungsabläufe bei bewegungseingeschränkten Menschen (z. B. durch gezielte Gewichtsverlagerung) aktiviert und die Pflegepersonen durch Anwendung dieser Techniken körperlich entlastet werden können.

Kryobiopsie: bronchoskopisches Verfahren, wobei mittels einer Sonde Lungengewebe angefroren wird (Vereisung), um eine Zellprobenentnahme von Lungengewebe vorzunehmen

Krypten: schlauchförmige Einsenkungen (Gruben) der Schleimhaut (z. B. des Dünndarm- oder Dickdarmepithels)

Lungenparenchym: die Epithelzellen, welche die Alveolarwände auskleiden und dem Gasaustausch dienen

Lymphangiografie: Darstellung von Lymphgefäßen nach Injektion eines ölhaltigen Röntgenkontrastmittels unter Ultraschallsteuerung

Lymphfistel: Verbindung eines Lymphgefäßes zur Körperoberfläche mit kontinuierlicher Entleerung von Lymphflüssigkeit

Lymphozele: ein mit Lymphflüssigkeit gefüllter Hohlraum ohne Endothelauskleidung

Narrativ: in erzählender Form darstellend

Neuralgie: Schmerzen im Versorgungsgebiet eines Nervs

NIV-Beatmung: engl.: non invasive ventilation; bei der nichtinvasiven Beatmung wird die Atmung von Patienten (per Atemmaske) unterstützt, ohne dass eine Intubation oder Tracheotomie erforderlich ist

PET-CT: eine kombinierte nuklearmedizinische Untersuchungsmethode aus PET (Positronen-Emissions-Tomografie) und Computertomografie; d. h. ein bildgebendes Verfahren der Entzündungsdiagnostik (z. B. zur Tumorsuche), wobei eine schwach radioaktive Substanz injiziert wird, die sich wenig später in stoffwechselaktivem Gewebe anreichert

Pleuroparenchymale Fibroelastose (PPFE): spezifische und seltene Form der Lungenfibrose. Durch eine zunehmende Vernarbung der Lunge kann eine Lungenfibrose entstehen. Die typischen Symptome der Erkrankung sind Infektionen der Lunge, Atemnot und andauernder trockener Husten bis hin zur Erschöpfung und zur Bewusstlosigkeit, können jedoch von Patient zu Patient individuell variieren und unterschiedlich ausgeprägt sein. Die Ursache dieser seltenen Krankheit ist bislang noch nicht vollständig erforscht. Klinische Daten deuten auf einen Zusammenhang mit wiederkehrenden Entzündungen, genetischen Faktoren und Autoimmunmechanismen hin.**Pneumonie:** Lungenentzündung

Prong: die beiden kleinen Kunststoffspitzen der Nasensauerstoffbrille

Pulmonal: die Lunge betreffend

Resilienz: Widerstandskraft

Shaldon-Katheter: ein großlumiger Doppellumenkatheter, der in zentrale Venen im Hals- und Oberkörperbereich (V. jugularis/V. subclavia) eingeführt wird, um eine Dialyse (Blutwäsche) durchzuführen

Spiritual Care: bedient sich des Wissens aus verschiedenen Bereichen der

Medizin, Theologie und Krankenhausseelsorge. Sie kann Fachpersonal dabei unterstützen, den Patienten ganzheitlich wahrzunehmen, indem dessen persönliche Biografie und seine spirituellen Bedürfnisse bei der pflegerischen und medizinischen Versorgung miteinbezogen werden. Nicht nur in der letzten Phase des Lebens kann das sehr bedeutsam und hilfreich für Patienten (und auch für das begleitende Personal) sein.

Szintigramm bzw. Szintigrafie: nuklearmedizinisches Verfahren zur Darstellung von Körpergewebe

Tachypnoe: beschleunigte Atmung mit mehr als 20 Atemzügen pro Minute (beim Erwachsenen)

Tetraplegiker: Mensch mit kompletter Lähmung beider Arme und Beine

Tracheostoma: operativ angelegte Öffnung der Luftröhre nach außen

Tremor: Zittern der Hände

Sepsis: Blutvergiftung

Vena cava: Bauchaorta

Vena femoralis: Oberschenkelvene

Zyanotisch: bläulich

Literatur

AWMF Leitlinienregister (2022): AWMF online, Portal der wissenschaftlichen Medizin, S3-Leitlinie, DACH-Leitlinie: Nachsorge von Erwachsenen nach Lungentransplantation, verfügbar unter: https://register.awmf.org/de/leitlinien/detail/020-033, zuletzt geprüft am 20.02.2023.

Bley et al (2015): Anatomie, I Care, Thieme Verlag, Stuttgart

Bley et al (2015): Krankheitslehre, I Care, Thieme Verlag, Stuttgart

Bundesverband der Organtransplantierten e. V. (2023): Fachbereich Lungen-Transplantation und Herz-Lungen-Transplantation, verfügbar unter; https://bdo-ev.de/startseite/fachbereiche/fachbereich-lungen-transplantation-und-herz-lungen-transplantation/. Zuletzt geprüft am 20.02.2023.

Bundesärztekammer (2023): Richtlinien zur Wartelistenführung und Organvermittlung, verfügbar unter: https://www.bundesaerztekammer.de/baek/ueber-uns/richtlinien-leitlinien-empfehlungen-und-stellungnahmen/transplantationsmedizin/wartelistenfuehrung-und-organvermittlung, zuletzt geprüft am 20.02.2023.

Bundesinstitut für Arzneimittel und Medizinprodukte (BfArM) (2022): Organspenderregister, Ihre Entscheidung zur Organ- und Gewebespende – sicher und online, verfügbar unter: https://www.bfarm.de/DE/organspende-register.html, zuletzt geprüft am 20.02.2023.

Bundeszentrale für gesundheitliche Aufklärung (2021): Organspende, Antworten auf wichtige Fragen, Kunst- und Werbedruck GmbH, Bad Oeynhausen

Deutsche Stiftung Organtransplantation (2022): Jahresbericht Organspende und Transplantation in Deutschland 2021, verfügbar unter: https://dso.de/SiteCollectionDocuments/DSO-Jahresbericht2021.pdf, zuletzt geprüft am 20.02.2023.

Gottlieb, J. (2022): Lungentransplantation: Überlebensraten und Erfolgsaussichten, verfügbar unter: https://www.lungeninformationsdienst.de/therapie/transplantation/erfolgsaussichten, zuletzt geprüft am 20.02.2023.

Hundenborn, G. (2007): Fallorientierte Didaktik in der Pflege, Grundlagen und Beispiele für Ausbildung und Prüfung, 1. Aufl., Elsevier Verlag, München

Iberl, G.; Schellenberg, M. (Hrsg.) (2017): Pflegewissen Pneumologie, Springer Verlag, Berlin

Internationale Gesellschaft für Herz- und Lungentransplantation (ISHLT) (2023): Studien zur Herz- und Lungentransplantation, verfügbar unter: https://www.ishlt.org/, zuletzt geprüft am 20.02.2023.

Jerusel, R. (2017): Das Erleben von Menschen mit Tracheostoma im häuslichen Setting, in: Pflegewissenschaft 9/10, 19. Jahrgang, Verlag hpsmedia, Nidda

Lang, H. (2015): Beatmung für Einsteiger, Theorie und Praxis für die Gesundheits- und Krankenpflege, 2. Aufl., Thieme Verlag, Stuttgart

Lauster et al (2019): Pflege heute, Lehrbuch für Pflegeberufe, 7. Aufl., Elsevier Verlag, München

Micucci, S.; Schmid, N. (2020): Pflege heute, Lernen mit Fällen: Pflegesituationen für die Ausbildung, Elsevier Verlag, München

Olbrich, C.; Darmann-Finck, I. (Hrsg.) (2009): Modelle der Pflegedidaktik, 1. Aufl., Urban und Fischer Verlag, München

Pschyrembel Online (2022): Suchen. Finden. Sicher sein., Klinisches Wörterbuch (260. Auflage), verfügbar unter: https://www.pschyrembel.de/Fibrose/K07RX/doc/, zuletzt geprüft am 12.1. 2023

Robert Koch Institut (2023): Coronavirus SARS-CoV-2, Archiv Deutsch, verfügbar unter: https://www.rki.de/DE/Content/InfAZ/N/Neuartiges_Coronavirus/Transport/Archiv_Risikogebiete/DE-Tab.html, zuletzt geprüft am 20.02.2023.

Sachs, B. (2020): Frankfurter Allgemeine Zeitung, Himmelwärts atmen, verfügbar unter: https://www.faz.net/aktuell/feuilleton/kunst-und-architektur/kirchenfenster-mit-aufnahmen-von-lungenfluegeln-16781377.html, zuletzt geprüft am 20.02.2023.

Universitätsmedizin Essen-Ruhrlandklinik Westdeutsches Lungenzentrum am Universitätsklinikum Essen gGmbH (Hrsg.) (2022): Universitätsmedizin Essen, LuTX – mein zweites Leben, Informationen zur Lungentransplantation (Patientenbroschüre), verfügbar unter https://www.lutx.de/wp-content/uploads/2022/03/UME_LutX_Brosch Prozent C3 Prozent BCre_Web.pdf, zuletzt geprüft am 20.02.2023

Anmerkungen

1 https://www.faz.net/aktuell/feuilleton/kunst-und-architektur/kirchen-fenster-mit-aufnahmen-von-lungenfluegeln-16781377.html)

MIX
Papier | Fördert
gute Waldnutzung
FSC® C014496
FSC
www.fsc.org

1. Auflage 2023
Bestell-Nr. 835375
ISBN 978-3-86334-375-0

Umschlagfoto: Nicole Sommer Fotografie
Umschlaggestaltung: Mareike Schaaf unter Verwendung
von Bildmaterial von Shutterstock / Beatriz Vera
Satz: Uhl + Massopust, Aalen
Druck und Verarbeitung: GGP Media GmbH, Pößneck
Printed in Germany

www.adeo-verlag.de